骨与关节健康养护计划

刘乾亮 唐远军 主编

化学工业出版社
· 北京 ·

本册编写人员名单
名誉主编：胡幼平
主　　编：刘乾亮 唐远军
副 主 编：刘英奎
编写人员：刘乾亮　唐远军　刘英奎　张　桐　黄露霈　龙　尤　钟方彬　戢　琴　唐培江

图书在版编目（CIP）数据

骨与关节健康养护计划 / 刘乾亮，唐远军主编. 北京 ：化学工业出版社，2025. 11. -- ISBN 978-7-122-49494-8

Ⅰ. R684

中国国家版本馆CIP数据核字第20257WX364号

责任编辑：杨晓璐　杨骏翼　　　装帧设计：逗号张文化

责任校对：边　涛

出版发行：化学工业出版社（北京市东城区青年湖南街13号　邮政编码100011）

印　　装：中煤（北京）印务有限公司

710mm×1000mm　1/16　印张7¼　字数127千字　2025年11月北京第1版第1次印刷

购书咨询：010-64518888　　　售后服务：010-64518899

网　　址：http：//www.cip.com.cn

凡购买本书，如有缺损质量问题，本社销售中心负责调换。

定　　价：39.80元

前言

如今老百姓对身心健康的需求已迈入全面升级的新阶段，呈现出从“被动治病”到“主动调养”的根本性转变。更多的人越来越愿意去了解专业的医学知识，以中西医结合的思维来进行日常身体养护和疾病调理。

四川大学华西第二医院成华妇女儿童医院（成都市成华区妇幼保健院)在长期致力于为妇女儿童身心健康保驾护航的基础上，又结合自身的能力特点，在上班族常见病调理、骨与关节保健和疾病治疗中也发展出了自己的专科特色。

在日常诊疗工作中，我们真切感受到老百姓对医疗知识了解得越多，在身体调理、疾病治疗中收益就越大；但我们也越来越多地看到，网络信息良莠不齐，时常误导老百姓的就医行为，甚至带来一些不可逆的伤害，所以我们组织医院各科室专业过硬、善于与患者沟通的一线专家，深挖患者门诊常见问题，组织编写了以下5个分册的科普图书——

《好孕从调理体质开始：中医备孕计划》：本书指导您如何通过中西医结合的方式调理体质，营造最佳的受孕环境，为新生命的到来做好更充分的准备。

《儿童常见病识别与家庭养护计划》：针对家长最为焦虑的儿童健康问题，教您如何辨别常见病症的苗头，并运用中医温和有效的方法进行家庭护理，助力孩子健康成长。

《骨与关节健康养护计划》：聚焦困扰各年龄段人群的筋骨问题，从日常养护到功能锻炼，提供系统的保健方案，让骨与关节更健康。

《女性身体养护计划》：关注女性的健康问题，从营养膳食、科学运动、心理调适、中医调理等多个维度出发，为您提供切实可行的方案，呵护身心健康。

《上班族体质调理计划》：针对现代职场人士常见的亚健康状态，如疲劳、压力、肥胖等问题，提供简便易行的中医调理建议，帮助您重拾生活与工作的活力。

本套丛书语言力求通俗易懂，方法追求实用安全，旨在将专业的中医知识转化为每个家庭都能理解和操作的日常实践。我们不仅告诉您“为什么”，更着重指导您“怎么做”，成为您放心学习、多次翻看的日常健康生活指南。

由于水平所限，书中难免有疏漏之处，恳请各位读者和同仁不吝指正。最后，祝愿每一位翻开此书的朋友，都能收获健康、平和与喜悦。

四川大学华西第二医院成华妇女儿童医院

（成都市成华区妇幼保健院）

目录

第一章 骨骼健康，身姿挺拔

第二章 颈肩、上肢养护计划

第三章 腰椎养护

第四章 下肢养护

第五章 风湿病养护

第一章

骨骼健康，身姿挺拔

日常的站姿坐姿、肩颈腰背的酸胀，
或是不经意间的体态偏差，
都在悄悄传递骨骼的健康信号！
你只需通过简单自测和科学训练，
就能矫正不良体态、筑牢骨骼根基，
这些实用的养护技巧，都在下面，
带你一起解锁挺拔身姿！

◎ 好体态长啥样

每个人都希望有或漂亮或挺拔的身姿，但良好的体态是长期锻炼或时时关注和保持自己站姿、坐姿的结果，多数人都很难做到，所以，在生活中我们会看到很多不良的体态，常见的如高低肩、肩膀往下垮（俗称溜肩）、富贵包（脖子后面鼓大包）、含胸驼背，等等。

● 高低肩：你的肩膀在“比身高”

穿T恤时领口是否总歪向一侧？单肩背包时，肩带是不是总从低侧肩膀滑落？穿衬衫时袖子总是一长一短，别怪裁缝，可能是肩膀“歪”了！

照妖镜法：光脚站全身镜前，脱掉外套，自然放松。看看两边肩膀是不是像“天平失衡”一样——一边高一边低？

弯腰摸背法：弯腰90°，像作揖一样，双手合掌，让家人拍张背部照片。如果脊柱不再笔直，或两侧背部肌肉一高一低，可能你的脊柱“弯”了。

健康警报：严重高低肩可能伴随脊柱侧弯，若自测发现脊柱明显弯曲，赶紧去医院！

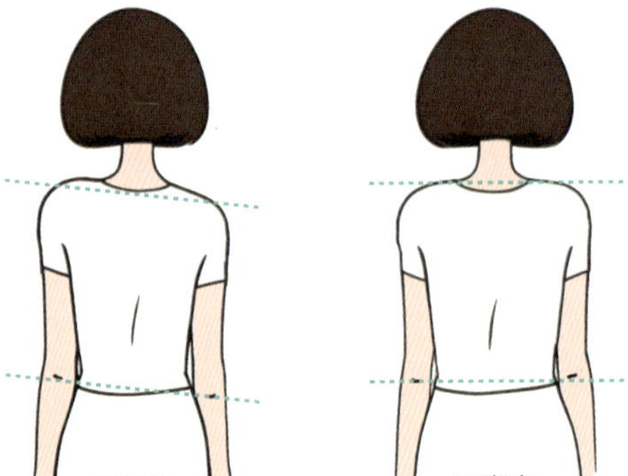

● 溜肩：你的肩膀在“坐滑梯”

穿吊带或背心时，肩带总从肩膀滑落？溜肩人的痛，谁懂？

直角VS滑梯法：穿紧身衣站镜前，观察颈根到肩膀的线条。直角肩像直角尺，溜肩像儿童滑梯。

肌肉松弛检查：用力耸肩再放松，如果肩膀无法控制，快速下坠，说明肩部肌肉太“懒”了！

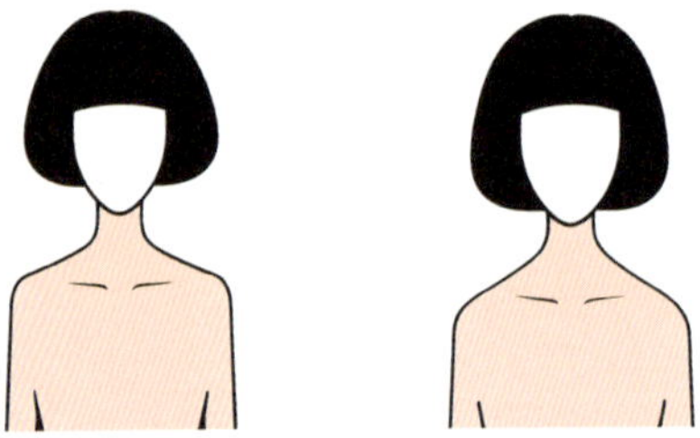

● 富贵包

脖子上顶了个“驼峰”，越低头“驼峰”越壮大！那不是“富贵”，是健康炸弹！

乌龟脖自测：背靠墙站立，脚后跟、屁股、肩胛骨贴墙。如果后脑勺死活贴不上墙，脖子后面还鼓起个“小馒头”，妥妥的富贵包！

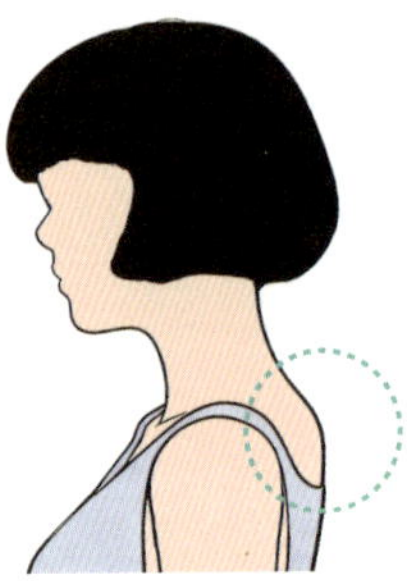

摸颈法自测： 低头摸衣领最上缘位置脖子和后背交界处，如果摸到软软的“肉垫”或硬硬的疙瘩，别怀疑——这就是富贵包！

低头玩手机超10分钟，脖子就发僵，转头时还咔咔响，这些，都是身体在向你发出“求救信号”！

● **含胸驼背：背部“弯曲显老”**

侧面照镜： 头部前伸，像只“伸头乌龟”，肩膀向前裹住，背部明显隆起。

那么好体态长什么样呢？只需看这“三条线”——

背面看： 后脑勺、脖子、脊柱和两个脚后跟间连成一条垂直线，两肩膀平齐，骨盆两侧等高。

侧面看： 耳朵眼、肩膀尖、胯骨最高点、膝盖外侧和脚踝外侧五点连成垂直线，脊柱自然呈现S型曲线（颈椎前凸、胸椎后凸、腰椎前凸）。

日常表现： 走路时双臂自然摆动，坐下时腰背挺直不塌陷，呼吸顺畅不憋闷。

我们还可以用“靠墙站立法”来简单测试自己的体态：后脑勺、肩胛骨、臀部、小腿肚、脚后跟五点贴墙，腰部与墙面空隙不超过一个拳头，即为标准体态。

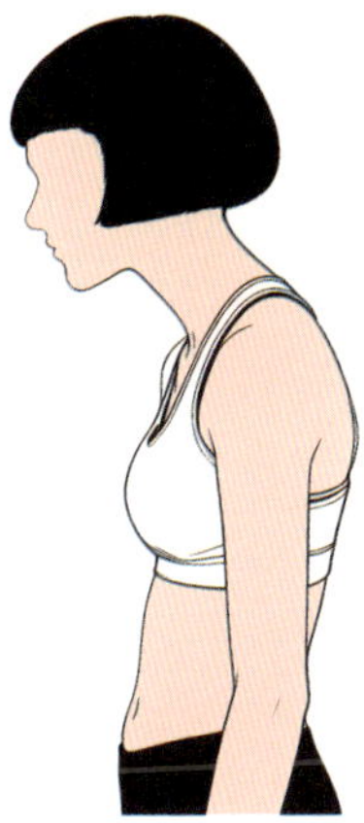

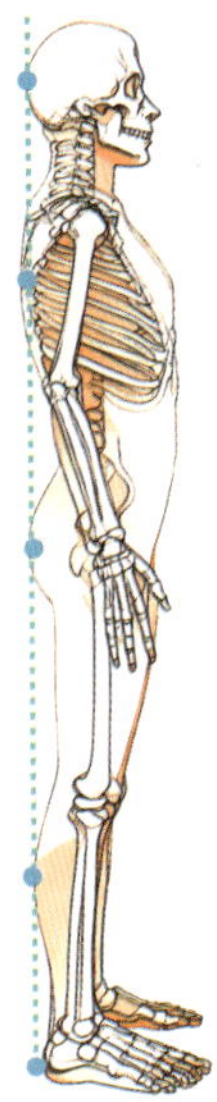

◎ 防“歪”计划

避免单肩背包，使用双肩包且重量不超过体重的10%。

避免单侧卧睡。睡眠时选择仰卧位，颈部垫毛巾卷维持生理曲度，同时在膝关节下垫枕头，让腰部平贴床面。

避免穿细肩带款式文胸。

上班族需注意： 每30分钟起身活动，电脑屏幕置于视线水平，脚下垫脚凳，保持胯部、膝盖、手肘均呈90°的直角坐姿，避免身体歪斜。

◎ 每日10分钟矫正计划

● **高低肩**

元凶： 长期歪头刷手机、伏案工作身体倾斜、单肩背包、跷二郎腿、单侧卧睡，导

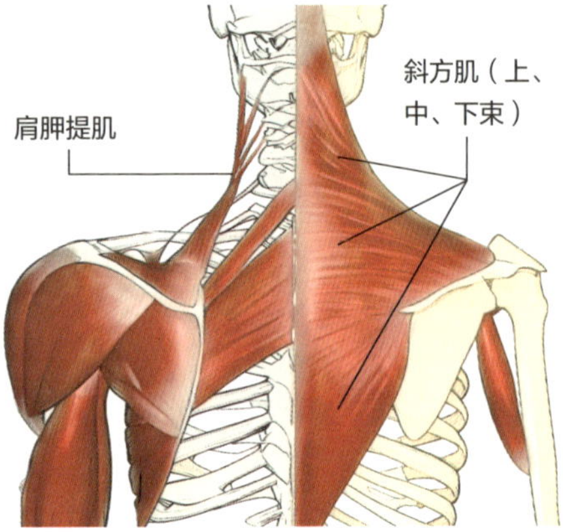

致肌肉“一边紧一边松”。

矫正重点

· 松解高侧肌肉

用筋膜球滚动高侧斜方肌上束和肩胛提肌，每次2分钟，坐姿低头转向低侧，感受颈部牵拉，30秒×3组，每日1~2次。

· 强化低侧力量

弹力带固定高处，低侧手做肩胛下压后缩，10次×3组，俯卧做Y-T-W训练，每个10次×3组，激活菱形肌和下斜方肌，低侧的侧平板支撑，静态维持，30秒×3组，隔日1次。

扫码观看
高低肩矫正练习

· 姿势矫正训练

倚墙天使站姿10组，每日2~3次，吸气时延展脊柱，呼气时收紧核心。

避坑指南

若高低肩是由脊柱侧弯、骨盆倾斜等引起的，那么盲目锻炼可能加重问题。

如不强化低侧的菱形肌、下斜方肌，而过度拉伸高侧反而会让低侧更无力，加剧失衡，肩膀持续下沉。

单侧的负重训练，可能会加重肌肉不平衡，加剧高低差距。

过度的追求高强度或快速矫正容易导致肌肉疲劳、关节损伤，甚至引发疼痛，训练应以低强度、多次数的耐力训练为主。每周3-4次，持续3个月以上。

划重点：高低肩矫正需“松解高侧肌肉+强化低侧肌群”，避开单侧发力陷阱，3个月见证对称肩线！

溜肩

元凶：长期伏案工作、低头看手机引起斜方肌紧张，肩部肌肉力量不足或骨骼形态、肌肉发育异常导致肩胛骨位置异常，锁骨外侧下垂。

矫正重点

· 放松斜方肌和胸小肌

用筋膜球滚动高侧斜方肌上束和肩胛提肌，每次2分钟，用筋膜球滚动按压腋下到锁骨区域位置，每次2分钟，每日1~2次。

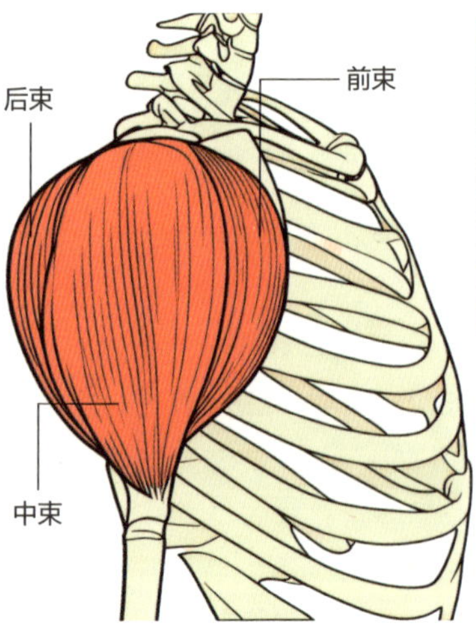

扫码观看
溜肩矫正练习

· 激活肩胛骨

弹力带高位下拉强化三角肌中后束，10次×3组，俯卧位做“Y”训练，10次×3组，哑铃侧平举打造“直角肩”，10次×3组，隔日1次。

· 姿势矫正训练

倚墙天使站姿10组，每日2~3次，吸气时延展脊柱，呼气时收紧核心。

避坑指南

不过度拉伸斜方肌：仅放松不强化会导致肌力失衡，加重溜肩。

避免含胸训练：哑铃前平举等动作可能加剧圆肩，优先练侧平举以锻炼三角肌中束。

警惕代偿动作：哑铃重量可选择2~4千克，以动作不变形为前提。训练时若斜方肌酸胀明显，说明其他肌群未激活，需降低重量。

过度追求高强度或快速矫正容易导致肌肉疲劳、关节损伤，甚至引发疼痛，训练应以低强度、多次数的耐力训练为主。每周3~4次，持续3个月以上。

划重点：溜肩矫正需“松解紧张肌群+强化薄弱肌群”，坚持3个月，直角肩自然来！

富贵包

元凶：长期低头看手机、伏案工作、使用电脑或双手前伸操作设备等，导致颈胸交界处曲度过大，肌肉痉挛、软组织增生、脂肪堆积形成“小山包”。

矫正重点

· 筋膜松解

用筋膜球滚动按压腋下到锁骨区域位置，每次2分钟，双手固定锁骨，头侧屈，面部转向对侧松解胸锁乳突肌，30秒×3组，门框扩胸拉伸，30秒×3组，每日1~2次。

· 重建脊柱曲度

俯卧做Y-T-W训练，每个10次×3组，收下巴贴墙训练10组，强化颈后肌群、下斜方肌、肩袖肌群，隔日1次。

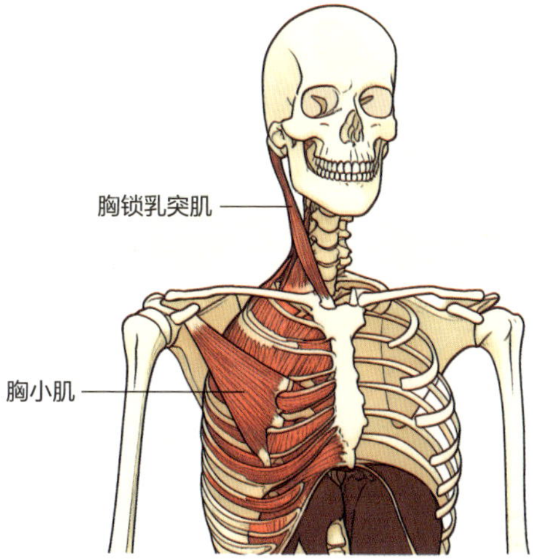

· 姿势矫正训练

倚墙天使站姿10组，每日2~3次，吸气时延展脊柱，呼气时收紧核心。

扫码观看
富贵包矫正练习

避坑指南

美容院按摩只能短暂放松肌肉，无法消除脂肪堆积，过度刺激反而会让包块更硬更大。

骨盆前倾、圆肩驼背会间接加重富贵包，锻炼时需要注意全身性代偿问题。

若有手麻、头晕等症状，及时就医检查排除颈椎问题。

过度追求高强度或快速矫正容易导致肌肉疲劳、关节损伤，甚至引发疼痛，训练应以低强度、多次数的耐力训练为主。每周3~4次，持续3个月以上。

划重点：富贵包锻炼要避开“暴力按摩、局部处理、错误代偿”三大坑，坚持“深层肌激活+姿势管理+全身联动”，3个月颈后“驼峰”自然消退！

含胸驼背

元凶：长期伏案工作或低头玩手机，背部肌肉长期处于拉伸状态，久而久之变得松弛无力，无法支撑起脊柱，导致驼背；呼吸时联动肩部上抬，耸肩，加剧含胸；骨盆前倾引发胸椎代偿性后凸。

矫正重点

即时矫正法，坚持21天。

· 毛巾垫背

卷毛巾垫于肩胛骨下方，手臂举过头顶，5分钟/次，每日2次。

· 贴墙站立

脚跟、臀部、肩胛骨、后脑勺四点贴墙，下巴微收，5分钟/次，每日2~3次。

扫码观看
含胸驼背矫正练习

强化训练，坚持21天。

· 猫牛式

四肢跪姿，吸气抬头塌腰，呼气含胸拱背，10次/组。

· YTW 字母操

仰卧位，手臂摆Y/T/W形抬起，保持5秒，10次/字母×2组。

· 弹力带开肩

双手握弹力带两端，比肩宽，从胸前缓慢拉向头顶后方，再返回，15次×3组。

避坑指南

网红“矫姿带、十字棍”，长期佩戴会导致肌肉萎缩，摘下后体态反弹。

盲目拉伸不强化力量，忽略背部肌肉锻炼，可能加重前后肌力失衡，加重含胸驼背。

非专业手法的暴力按摩或正骨，可能损伤脊柱韧带，加剧关节不稳。还有一种脊柱结构异常造成的驼背，如强直性脊柱炎，需就医而非手法矫正。

（刘乾亮，戢琴）

走路挺肚子撅屁股、大腿根显宽（假胯宽），怎样纠正

现代人因久坐、缺乏运动或不良体态，常出现走路时挺肚子、撅屁股（骨盆前倾），以及大腿根显宽（假胯宽）的问题。这些现象不仅影响美观，还可能引发腰背疼痛、膝关节压力增大等问题。那么，如何判断骨盆前倾和假胯宽体态？又该如何科学纠正呢？

◎ 你有骨盆前倾和假胯宽吗

● 骨盆前倾

靠墙站立，腰部与墙壁间隙大于一掌厚度即为骨盆前倾。

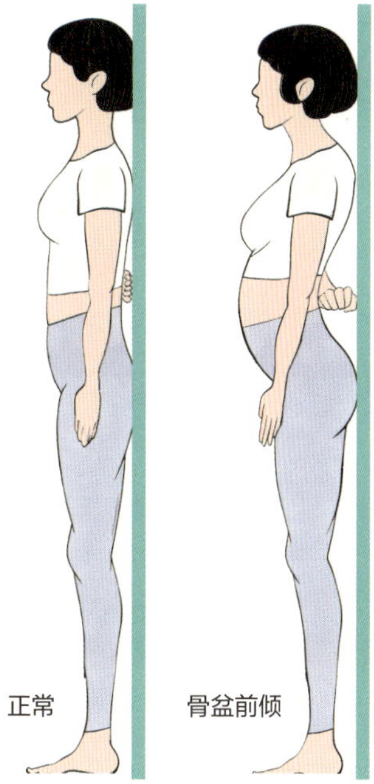

● 假胯宽

对照镜子，看大腿根部外侧是否有两块肉肉凸起，胯最宽的地方在大腿根处。如果是，就是假胯宽，自然会显得腿粗腿短、臀部肥大扁平塌陷下垂。

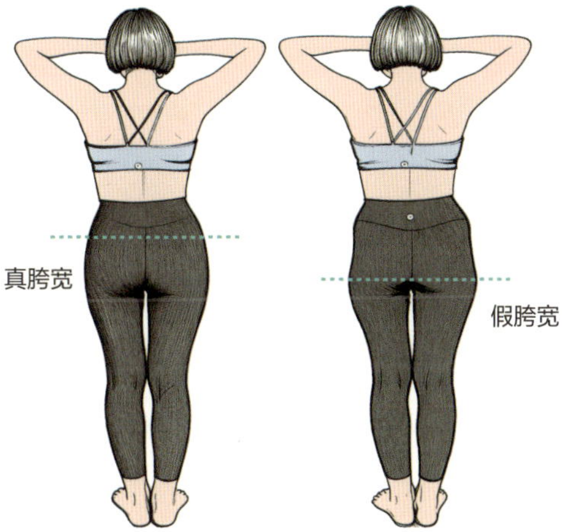

◎ 为什么会出现这些体态

● 骨盆前倾（撅屁股）原因

核心肌群（核心肌群位于身体的中心部位，包括腹部、背部、骨盆和臀部等多个肌群，形成一个环绕脊柱的“立体支撑系统”）无力，屈髋肌（屈髋肌群是完成髋关节前屈动作的核心肌群，主要包括髂肌、腰大肌、股直肌、缝匠肌、阔筋膜张肌）紧张。

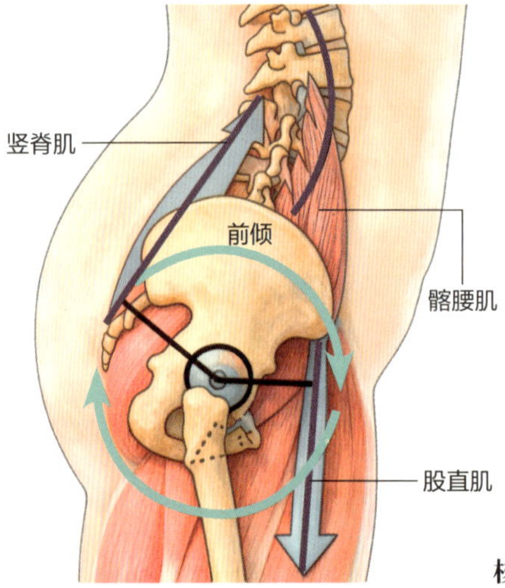

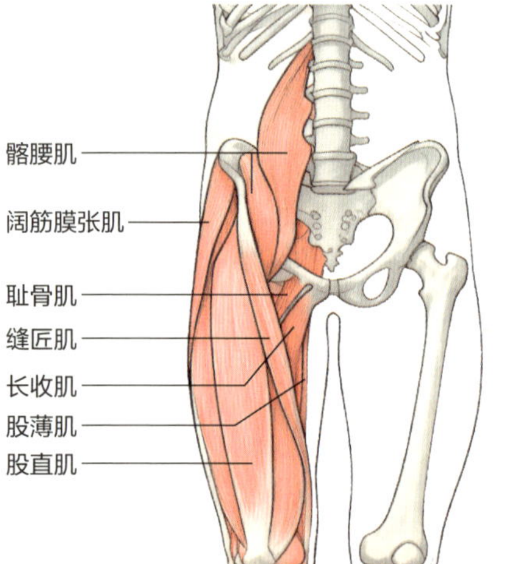

核心肌群图

● **假胯宽原因**

所谓“假胯宽”是指下半身最宽处不在胯骨，而是降到了臀线，即大腿根附近，从而导致视觉上胯位降低，腿显得短，下半身笨重。

走路姿势不对(如小腿外翻、内八或膝盖内扣)、肥胖、坐姿不当（如跷二郎腿、并膝坐）等，可导致髋关节内旋、臀部肌肉无力，从而导致大腿根部脂肪堆积或股骨大转子突出而形成假胯宽。

◎ 动作矫正训练计划

● **骨盆前倾**

· 拉伸紧张肌群，放松缩短的肌肉

1. 拉伸髂腰肌等髋屈肌

－ 低弓步拉伸：单膝跪地，前腿屈膝90°，身体向前推，感受后腿髋部前侧的拉伸。保持30秒，左右各3组。

－ 托马斯测试拉伸：坐在床或凳子上，一条腿屈膝抱向胸口，另一条腿自然下垂，感受髋前侧的拉伸。保持30秒，左右各3组。

2. 拉伸下背部的竖脊肌

猫牛式：四足跪姿，吸气时塌腰抬头，呼气时拱背低头。10次/组，3组。

婴儿式：跪姿臀部后坐，手臂向前伸展，拉伸整个背部。保持30秒~1分钟。

· 强化薄弱肌群，激活无力的肌肉

1. 强化臀大肌

臀桥：仰卧屈膝，脚跟靠近臀部，抬起臀部至肩-膝成直线，顶峰收缩10秒。15次/组，3组，进阶可做单腿臀桥。

蚌式开合：侧卧屈膝，脚跟并拢，上方膝盖缓慢上抬，保持骨盆稳定。15次/侧，3组。

2. 强化腹肌

死虫式：仰卧屈膝抬腿，双手上举，对侧手脚缓慢伸展，保持腰部贴地。10~12次/侧，3组。

平板支撑：肘撑或手撑，保持核心收紧，避免塌腰。30秒~1分钟，3组。

3. 强化腘绳肌，平衡髋屈肌力量

仰卧腿弯举：仰卧，脚跟放在瑜伽球或滑垫上，臀部抬起，屈膝将球拉向臀部。12~15次/组，3组。

罗马尼亚硬拉：微屈膝，髋部后推，上半身前倾，感受大腿后侧拉伸和发力。12~15次/组，3组，可徒手或配合使用哑铃。

假胯宽

重点在于强化臀部、大腿内侧及核心肌群，同时调整髋关节稳定性。

· 激活臀部肌群

蚌式开合：侧卧屈膝，脚跟并拢，缓慢抬起上方膝盖，像贝壳一样打开，保持骨盆稳定。每组15~20次，左右各3组。

臀桥：仰卧屈膝，脚跟靠近臀部，抬起臀部至肩-膝成直线，顶峰收缩10秒。

进阶版：单腿臀桥或负重臀桥。每组12~15次，3组。

· 强化大腿内侧和髋外旋肌

侧卧抬腿：侧卧，下方腿弯曲，上方腿脚尖朝前或轻微内旋，伸直缓慢上抬。每组12~15次，左右各3组。

青蛙趴：跪姿双膝大幅分开，脚尖外旋，臀部向后压，保持30秒~1分钟，拉伸内收肌。每组3次，每天3组。

· 改善髋关节稳定性

螃蟹步：膝盖微屈，套弹力带于大腿中段，横向移动步态，像螃蟹走路，保持髋外展发力。每侧10~15步，3组。

站姿髋外展：扶墙单腿站立，另一腿向外侧抬起，控制速度，感受臀部外侧发力。每组12~15次，左右各3组。

· 强化核心，减少代偿

平板支撑：保持身体直线，避免塌腰，每次30秒~1分钟，3组。

死虫式：仰卧对侧手脚缓慢伸展，保持腰部贴地，每组10~12次，3组。

◎ 走路姿势调整

正确步态：走路时微收腹部，保持核心轻微紧张，脚跟先着地，过渡到脚尖，避免拖步，双脚指向正前方，避免内、外八字，摆臂自然，肩膀放松，避免甩胯。

◎ 生活习惯优化

1.避免久坐：每小时起身活动，拉伸髋屈肌，如弓箭步拉伸。

2.睡眠姿势：侧卧时双腿间夹枕头，保持骨盆中立。

◎ 如何判断纠正是否有效

体感变化：走路时腰腹轻松，不再依赖撅屁股维持平衡。

形态改善：假胯宽变窄，站立时大腿根部线条更流畅。

无代偿动作：训练后无腰痛或膝盖不适。

注意：若伴随疼痛或体态问题严重，建议咨询康复师或运动医学专家。

划重点：纠正挺肚子、假胯宽需从“评估-强化-步态调整-习惯管理”四步入手，重点激活臀部与核心肌群，避免错误步态代偿。坚持“小幅度、多频次”训练，配合日常姿势管理，才能从根本上改善问题。记住：“体态矫正无捷径，科学坚持是关键！”

（唐远军，刘乾亮）

◎ 矫正鞋垫可以矫正腿型、改善足部疼痛

足底有三个负重点，由这三个点形成了三条弓——内侧纵弓、外侧纵弓、足横弓，这三条具备弹性的拱形结构，使我们的足部具备了减震、维稳、发力的超强功能。

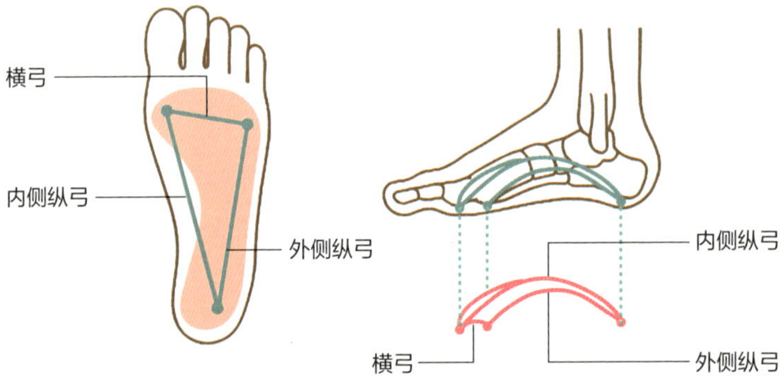

而矫正鞋垫正是根据足部特有的解剖结构设计的。

生物力学调整：通过支撑足弓，调整跟骨位置，改善足部三点负重结构。

力线矫正：重新分配足底压力，影响膝关节、髋关节直至脊柱的力线传递。

姿势反射：足底丰富的神经末梢受到刺激后，引起下肢肌肉的姿势调整。

所以，矫正鞋垫确实可以起到矫正腿型，改善足部疼痛的作用。

◎ 矫正鞋垫适用于哪些人

矫正鞋垫的适用人群非常广泛，任何有足部问题的人群均可个性化定制属于自己的鞋垫。

久坐或久站的工作者：可以提供额外的支撑和缓冲，帮助减轻脚部的压力。

糖尿病、糖尿病足患者：可减轻由于神经损伤和血液循环不良，诱发的足部溃疡及其他并发症的风险。

姿势不良者：经常感到腰背部、膝关节不适者，如膝关节疼痛、髋痛、下腰痛、长短腿、步态异常等。

足部问题患者：扁平足、高足弓、内外翻足、足底筋膜炎、跟腱炎患者。

但矫正鞋垫也不是万能的！

虽然矫正鞋垫确实可以改善足部问题，但绝不能代替药物、肌肉训练等治疗和康复手段；商业宣传容易存在夸大之处，需要理性看待。尽量在医院等正规医疗机构购买。

大部分人需要个性化定制，标准化产品可能出现不适配的问题。矫正鞋垫与牙齿矫正相似，需要一定的磨合期，需要肌肉、肌腱和骨骼重新学习如何一起工作后形成合适的受力模式。不能取代必要的肌肉强化训练，长期依赖则可能削弱足部固有肌群。

最好选择深度足够的鞋子，如运动鞋、皮鞋，避免鞋仓过浅导致挤压。高跟鞋或超薄平底鞋可能影响支撑效果。

◎ 矫正鞋垫的使用注意事项

初期适应期（1~2周）： 每天穿2~4小时，逐步增加，前期肌肉酸痛属正常现象。

长期使用： 可全天穿，但建议搭配赤足训练等以强化足肌。

不同材料的使用寿命不同： 普通EVA材质，可使用6~12个月，会逐渐塌陷失去弹性；聚丙烯等高密度材料，可用1~2年，但需定期检查是否变形。

◎ 如何买到合适的矫正鞋垫

1. 在当地医院如骨科、康复科进行就诊。
2. 经过相关影像学、体格检查发现问题，明确诊断。
3. 进一步进行细致的足部检查，如3D足部扫描、足部压力测试、步态分析等。
4. 针对每位患者具体病情，使用3D打印合适的矫正鞋垫。
5. 定期对鞋垫进行调整以适应足部变化。

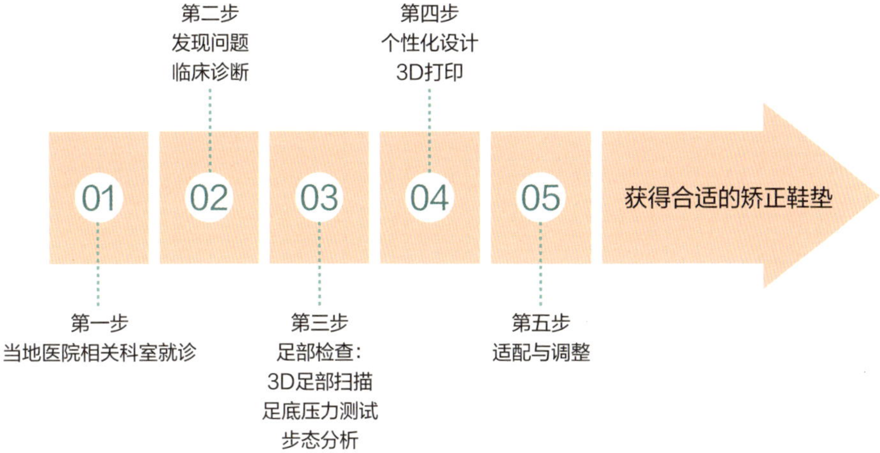

◎ 足部肌肉训练不能停

所有足部训练建议每天做1次，2周为1疗程。

● 第一，放松足部肌肉

采取站立位或者坐位，取一个筋膜球或网球置于脚的足底处，先用脚底从前往后滚动筋膜球，再从左往右滚动筋膜球，当感到足底有压痛点，可用筋膜球多滚动或用力深压该处足底。两侧轮换，大概重复3~5次。

阿基里斯腱伸展：双手撑墙，伸展的脚放在身体后方，脚尖点地，膝盖伸直，脚后跟踩至平贴地面，维持5~10秒后抬起脚后跟，每侧做10次。

第二，足踝强化训练

· 赤足训练

在家光脚走路。

· 跳绳或单足、双足跳

没有跳绳的话可以做一些跳跃动作，比如横跳、纵跳、单脚跳等等。10~15个为一组，每次3~4组。

· 深蹲跳

腰背挺直，收紧腰腹部，下蹲时手臂向前伸，与地面平行，手指伸直。利用蹲到底时大腿和臀部的肌肉弹性跳起，只有起跳的瞬间发力，手臂配合向下摆。15~20个为一组，每次做3~4组。

· 原地单腿支撑转体

尽可能长时间地保持这个姿势，直到感觉肌肉疲劳，并失去平衡。重复3~5次，可以尝试闭着眼睛完成。

· 足部抗阻训练

将弹力带固定在某一处，其中一端套在脚背上，做前后或者左右抗阻训练。这个动作同时还能练到小腿肌肉。建议每组15~20个，做3~4组或者感到肌肉疲劳为止。

（黄露霈）

扫码观看
足部肌肉训练

骨质增生和骨质疏松会并存吗

有人因为骨质疏松导致骨折，在医院检查过程中，经常还会发现伴有骨质增生，但医生还让补钙。有些患者就会有疑问：既然都骨质增生了，怎么还会骨质疏松呢？补钙多了，会不会加重骨质增生呢？骨头为什么一边“长刺”一边“变脆”？下面给你揭秘骨骼的“迷惑行为”。

其实，骨质疏松和骨质增生既有本质的区别，又有千丝万缕的联系。请看下面的对照表。

	骨质疏松	骨质增生
定义	骨量减少、骨微结构破坏，骨脆性增加，易发生骨折的全身性代谢性骨病。	关节边缘或骨骼末端形成骨刺，属退行性骨关节病的局部代偿性增生。
病因	激素变化，如绝经、性腺功能减退； 营养不足，如钙、维生素D缺乏； 缺乏运动； 遗传因素。	关节软骨磨损； 长期劳损、退行性变； 外伤、炎症。
高发人群	绝经后女性； 老年男性； 长期服用激素或抗癫痫药物。	中老年人； 长期负重或活动过度者。
好发部位	全身性骨病，主要好发于胸腰椎、桡骨远端、肱骨近端、髋部。	平时负重大、活动多的骨关节，如颈椎、腰椎、膝关节、髋关节、踝关节及跟骨等。
典型症状	腰背疼痛或全身骨痛，翻身、起坐、长时间行走后出现，夜间或负重时加重； 严重者因椎体压缩性骨折出现身高变矮、驼背等； 易发生脆性骨折，多见于脊柱、髋部、腕部。若出现多节段胸椎骨折可致胸廓畸形影响心肺功能，严重腰椎骨折可能影响腹部脏器功能出现便秘、腹胀等。	大部分没有症状； 如果压迫神经、血管、肌腱等时，可出现麻木、疼痛、僵硬，活动后症状加重。
检查方法	双能X线骨密度检测（DXA）：T值≤−2.5诊断为骨质疏松； 骨转换标志物检测。	X线/CT：显示骨赘形成、关节间隙变窄； 炎症指标等实验室检查辅助诊断。
两者之间的关系	两者可同时存在，许多患者可同时患有骨质疏松和骨质增生； 与非骨质疏松患者相比，骨质疏松患者椎体边缘骨质增生更明显； 腰椎骨质增生可能使骨密度“虚假”增高，导致骨质疏松检出率下降。	

骨质增生和骨质疏松都是人体骨骼运动系统老化的结果，是一个藤上结的两个瓜。

这几种情况让人“又脆又刺”

危险组合	身体警报信号	严重后果
久坐+缺钙	腰痛伴膝盖弹响	腰椎骨折+膝关节炎
绝经+肥胖	半夜腿抽筋+脚跟痛	髋部骨折+足跟骨刺
酗酒+缺乏运动	驼背+关节僵硬	脊柱变形+神经压迫

◎ 护骨防刺两件套：动、查

● 聪明运动法

防骨质疏松：每天踮脚100次+靠墙深蹲。

防骨刺：游泳、八段锦、瑜伽等动作缓慢柔和的运动，避免爬山、跳绳。

● 关键检查不能省

40岁后：每年查血钙、维生素D。

50岁后：每2年做骨密度检测。

关节痛时：拍X光要看“关节间隙”，CT查隐藏骨刺。

◎ 关于骨质增生的4个谣言，你信了几个

● “有骨刺就一定会痛”

真相：多数骨刺不会引起疼痛。只有当增生的骨质压迫到周围神经、血管、肌腱等时，才可能引发疼痛、麻木等症状。

● “骨刺必须‘消除’”

真相：没有症状的骨刺无需治疗，只有当骨刺压迫组织引发症状时，才需要针对性处理，目的也是缓解症状，而非“消除骨刺”。

● “年轻人不会有骨刺，这是老年人的专利”

真相：年轻人也可能出现骨刺。骨刺虽多见于中老年人，但长期不良姿势、过度运动、外伤或关节畸形的年轻人，也可能提前出现骨质增生。

● “补钙会导致骨刺加重”

真相：补钙与骨质增生无关。补钙和维生素D是骨质疏松的基础治疗，补钙及治疗骨质疏松不会加重骨质增生，缺钙反而可能加速骨骼退变。

划重点：“牛奶豆腐晒太阳，少坐多动别逞强，腰酸腿麻早就医，骨刺补钙不冲突”。

（刘英奎）

年纪大了腰酸背痛，是骨质疏松吗

骨质疏松确实是中老年人腰背痛的常见原因之一，但也可能由其他因素导致。

◎ 骨质疏松性腰背痛的特点

● 疼痛性质

以整个腰背部持续酸痛为主，可放射至肩部或足跟；

久站、久坐或提重物后加重，平卧休息后缓解；

夜间或晨起时痛感明显，白天稍减轻。

● 伴随症状

驼背；

身高缩短；

咳嗽等轻微外力导致椎体压缩性骨折，引发剧痛。

易发人群

绝经后女性；

70岁以上男性；

长期用激素，卧床，患肾病、糖尿病等群体。

其他常见腰背痛原因及区分

若不符合上述特点，需排查其他疾病。

腰肌劳损

劳累后酸痛加重，休息缓解，无夜间痛；常因姿势不良或慢性劳损引起。

椎间盘突出、脊柱病变

神经受压除了疼痛还会出现下肢麻木、放射痛；

影像学检查可见突出椎间盘或神经压迫。

内脏疾病

泌尿系统：如肾结石，可以出现腰痛伴血尿、腹部放射痛；

消化系统：如胰腺炎，疼痛与饮食相关，可能伴黄疸；

心血管病：突发后背剧痛可能是心梗前兆。

其他

类风湿关节炎、肿瘤转移等。

简单自判

骨质疏松痛多为“静息痛”，夜间或清晨时明显，活动后反而减轻；而腰椎间盘突出、劳损多为活动后加重。

如果出现剧烈的疼痛，或伴有下肢无力、麻木或放射性疼痛，或大小便功能障碍，或肢体活动障碍，或静息痛加重，或伴有高热，体重骤降，乏力，或规范休息疼痛仍无法缓解的，需要及时就医明确原因。

首次检查的项目

在去医院之前，你可以先记下自己的基本情况，包括饮食习惯、家族病史、用药史以及是否有过骨折、身高变化等情况，避免在门诊临时想，还想不全面。

为了明确腰背痛的具体原因，医生除了会进行问诊与体格检查外，还可能需要开具下面的检查。

骨代谢标志物检测

通过检测血液或尿液中的骨代谢标志物，如骨钙素、碱性磷酸酶、甲状旁腺激素等，可以反映骨形成和骨吸收的情况，有助于了解骨代谢的动态过程。

骨密度检测

包括超声骨密度检测、双能X线吸收测定法（DXA）或定量CT等。这些检查可以评估骨骼的密度和强度，从而判断是否存在骨质疏松。其中，DXA是目前诊断骨质疏松的金标准。

排除其他疾病的检查

1. MRI或CT：排查椎间盘突出、椎管狭窄、肿瘤等结构性病变。

2. 血液检查：如血常规、血沉、C反应蛋白、类风湿因子等，排除感染或风湿性疾病。

3. 尿液检查：排除肾脏疾病，如肾结石、肾炎。

建议筛查人群

所有女性≥60岁、男性≥70岁；50岁之后有骨折史；体重指数BMI＜19千克/米^2；40岁以后身高减少超过4厘米；父母任何一方有髋部骨折史或高风险因素者，如糖尿病、慢性肾病、类风湿关节炎、长期进行激素治疗、长时间制动等。

（张桐，刘乾亮）

◎ 补肾能治骨质疏松

中医说的“肾”不等于西医的肾脏。中医的肾是一个抽象的概念，是管骨骼生长、生殖衰老的“人体银行”。西医的肾是一个具体的器官，是排尿排毒的“污水处理厂”。

中医认为“肾主骨”，从中医角度看，补肾确实能强骨，但不能简单套用“肾虚=吃补肾药”！

◎ 肾虚分两型，补错了反伤身

● 肾阳虚型（占60%以上）

症状

怕冷、夜尿多、腰膝冷痛。

调理

羊肉汤，右归丸，艾灸关元穴（艾条距皮肤3~5cm，以微热不灼痛为度，围绕关元穴顺时针小范围回旋艾条，每次10~15分钟，每周2~3次）。

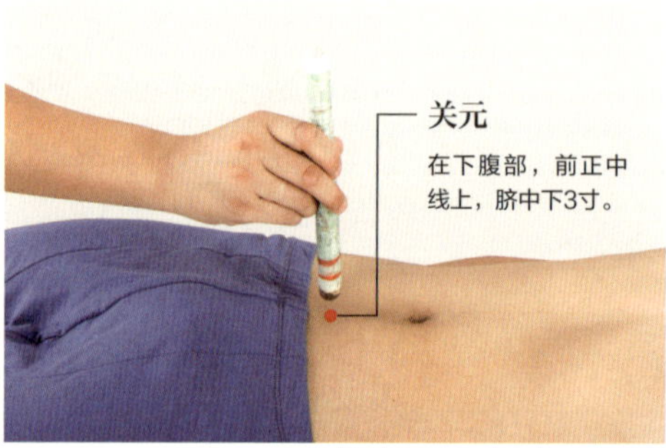

● 肾阴虚型（更年期常见）

症状

手脚心热、盗汗、口干。

调理

黑豆桑葚粥、左归丸，按揉太溪穴。

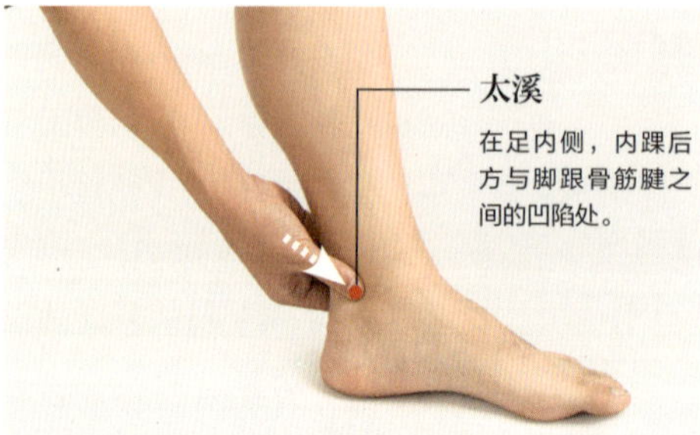

◎ 补肾中药+钙剂，效果更好

骨碎补、淫羊藿等补肾中药能提升骨密度，但单用中药组效果小于中药+钙剂组。

补肾中药+钙片+维生素D+抗阻运动，如深蹲、俯卧撑、引体向上、平板支撑等，可配合使用哑铃、壶铃、弹力带等，每周2~3次。

每天1~2次八段锦第六式“双手攀足固肾腰”，每次6~8遍，肾虚腰痛者可增至每天3次。

◎ 三类人别盲目补肾

1. 脾胃虚弱者：吃阿胶、熟地黄可能腹胀腹泻。

2. 湿热体质者：舌苔黄腻还补肾，越补关节越肿痛。

3. 高尿酸人群：动物腰子、骨头汤会升高尿酸。

◎ 居家调理三步走

第一步　食疗方

肾阳虚：杜仲15克、核桃30克、黑豆50克煮粥或羊肉500克、当归9克、生姜15克炖汤。

肾阴虚：女贞子10克、枸杞20克、山药200克炖汤或新鲜桑葚60克、冰糖适量煮水。

第二步　外治法

粗盐花椒炒热敷命门穴：盐500克、花椒50克，中小火翻炒8~10分钟，趁热装入棉布袋，待温度降至50~60℃，老年人可45℃，以手感温热不烫皮肤为度，俯卧或坐姿反手贴敷，用棉布袋覆盖命门穴，15~20分钟，每天1~2次。

每天叩齿100下。

按揉足三里穴，增强脾胃运化：用拇指指腹垂直按压或做小范围的环形揉动，力度以有酸胀感但不疼痛为宜，按压或揉动5~7秒松开，重复10~15次，每天两次。

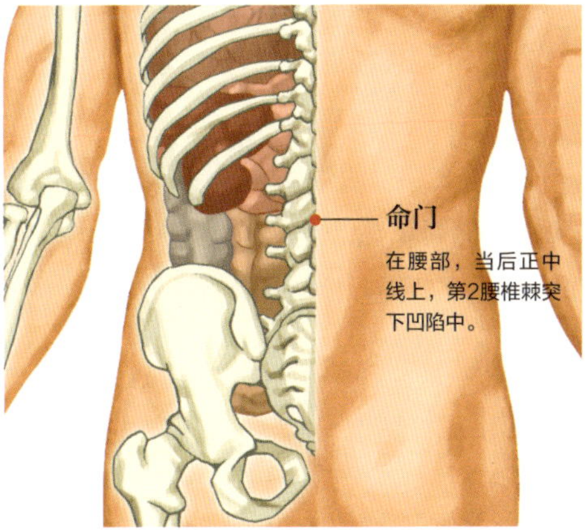

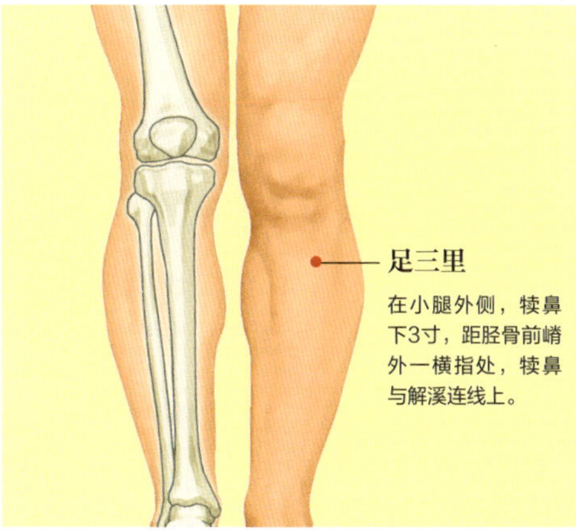

第三步　运动法

晨起倒退走。

睡前踩指压板5分钟。

◎ 必须纠正的误区

● **"补肾就是吃腰子"**

真相：动物内脏胆固醇、嘌呤极高，过量食用增加动脉硬化、冠心病、痛风风险。

正确做法：先找中医辨体质，有针对性的调整饮食结构。

● **"六味地黄丸包治肾虚"**

真相：六味地黄丸是滋阴药，阳虚的人越吃越虚。

正确做法：先找中医辨体质，辨证施治。

● **"补肾就不用补钙"**

真相：肾虚者补钙效率低，但单纯补肾无法直接提供钙元素，肾虚改善后仍需增加钙摄入。

正确做法：喝牛奶+晒太阳+深蹲训练。

● **"喝牛奶越多越好"**

真相：每天 > 1升，可能带来消化问题、营养失衡和潜在的健康风险。

安全量：成人每天300~500毫升。

● **"喝骨头汤补钙"**

真相：1碗汤≈1口牛奶的钙量，喝多只会长胖。

● **"阴天不用防晒，正好补维生素D"**

真相：阴天时，紫外线强度 < 3，维生素D合成效率极低。

● **"吃钙片会得肾结石"**

真相：每天≤2000毫克且配合维生素D反而可结合肠道草酸，预防结石。

划重点：补肾是"养骨地基"，补钙是"钢筋水泥"，晒太阳和运动是"加固工程"。中西医双管齐下，才能打造"防摔金钟罩"！

（龙尤）

吸烟、喝酒、熬夜、减肥，老了会骨质疏松吗

◎ 高风险因素：直接摧毁骨量根基

● **吸烟：骨骼的"隐形杀手"**

吸烟对骨骼损害是多维度的：尼古丁会抑制成骨细胞活性，降低骨骼再生速度的同时加速骨质流失。长期吸烟者骨折风险较非吸烟者增加2~3倍，此外，吸烟会降低雌激素水平，绝经后女性吸烟者骨质疏松发病率是非吸烟者的2.5倍。

● **酗酒：瓦解骨骼代谢平衡**

乙醇会直接作用于成骨细胞，抑制骨形成，还会导致钙代谢紊乱，使尿钙排泄增加。长期酗酒者维生素D活性降低，肠道钙吸收减少，骨密度年下降速率比正常人快1.5~2倍，且因平衡能力受损，跌倒致骨折风险显著升高。

◎ 中等风险因素：慢性消耗骨健康

● 极端减肥：营养匮乏与激素紊乱的双重打击

过度节食会导致钙、蛋白质、维生素D等关键营养素摄入不足，使骨基质合成缺乏原料。快速减重常伴随肌肉流失，肌肉对骨骼的机械刺激减少，女性还可能因闭经导致雌激素骤降，骨量丢失速度加快3倍以上。

● 熬夜：扰乱骨骼修复的生物钟

长期熬夜会使夜间分泌高峰的生长激素分泌减少50%，影响骨骼组织修复；还会引发慢性炎症，干扰骨代谢平衡，导致骨质流失速率增加15%~20%。

划重点：年轻时的抽烟、酗酒对骨质疏松的影响最为显著，极端减肥和熬夜则通过慢性损伤积累风险。一旦发现轻度骨质疏松，需立即启动“营养+运动+生活方式”的综合干预，其中每日充足的钙和维生素D补充、规律的负重运动是性价比最高的措施。研究表明，在骨量流失初期进行科学管理，可使骨质疏松进展延缓，显著降低老年骨折风险，真正实现“年轻时少犯错，年老时少遭罪”。

（张桐，刘乾亮）

骨质养护计划

◎ 食疗法

● 每日必吃：钙与维生素D的黄金组合

· 高钙食物，每日钙摄入量提升至1200~1500毫克，优先选择乳制品

牛奶：牛奶每250ml含钙约300毫克。

三类人喝牛奶要当心：

乳糖不耐受：改喝无乳糖牛奶或豆浆；

高血脂人群：选低脂或脱脂奶；

肾结石患者：遵医嘱控制钙摄入。

豆腐、豆干：100g。

深绿叶菜：如菠菜、芥菜、油菜，焯水后吃，减少草酸，钙吸收率更高。

食疗方

黑芝麻核桃糊：黑芝麻30克、核桃2个，大米或糯米20克，清水或牛奶300毫升，豆浆机米糊模式，每天1~2次。

虾皮紫菜豆腐汤：豆腐200克、虾皮15克、紫菜10克，可加适量醋促进钙溶出，每次一碗300毫升，每周2次。

醋泡黑豆：黑豆洗后加少量盐浸泡2~3小时，蒸或炒至表皮裂开，晾冷后放入干净瓶中，半瓶黑豆，加醋到八九分满，常温泡7天即可。每天吃10粒。

· 蛋白质与矿物质协同作用

每日蛋白质摄入优选鸡蛋、瘦肉、豆类，保证胶原蛋白合成原料。

每日可食用坚果、全谷物补充镁，食用香蕉、土豆补充钾，调节骨细胞功能。

· 补肾强骨

黑芝麻： 1小勺，可撒粥里或拌菜。

核桃： 2~3颗，直接吃或打米糊。

每周安排：强化营养

深海鱼： 三文鱼、沙丁鱼等，每周2~3次，补充维生素D和Omega-3。

黄豆炖猪蹄： 每周1~2次，每次猪蹄不超过200g（约半只），黄豆50g。

杂豆粥： 黑豆、黄豆、红豆，煮粥或打豆浆，每周3次。

◎ 运动干预计划

骨质疏松症患者并不需要完全静养，相反，科学合理的运动是防治骨质疏松的重要手段。运动不仅能改善骨密度和肌肉力量，还能提高平衡能力，降低跌倒和骨折风险。最佳运动时段为下午4~6点，此时人体体能和激素水平处于峰值。训练强度可结合自身运动基础遵循“渐进超负荷原则”，即每周3%~5%的比例逐渐增加重量或时间，每次强度以“微微气喘但能正常交谈”为标准，避免过度运动导致骨微损伤。

有氧运动，每周进行3~5次

这类运动通过身体重量对骨骼施加压力，刺激骨形成。

健步走： 速度稍快于日常散步的步行可有效刺激脊柱和髋部的骨骼。

跳舞： 选择低冲击舞蹈，如休闲舞、太极舞等，避免高冲击动作，如跳跃、快速旋转。舞蹈中的节奏变化和步伐调整有助于改善协调性，减少跌倒风险。老年患者应避免地面湿滑的场地，并优先选择室内舞蹈课程。

太极拳、骑自行车： 低冲击且能增强下肢力量，适合老年人。

肌力增强运动，每周2~3次

下肢训练：可增强腿部肌肉，降低跌倒风险

直腿抬高： 仰卧，双腿伸直，轮流将单腿缓慢抬至30°~45°，保持2~3秒后放下，每侧10~15次/组，做2~3组。

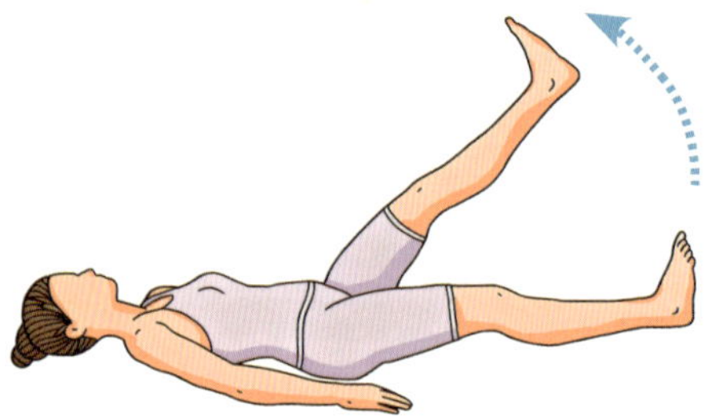

靠墙静蹲： 背部贴墙，双脚分开与肩同宽，缓慢下滑至膝盖约90°，注意膝盖不能超过脚尖，保持10秒~20秒，做3~4组。

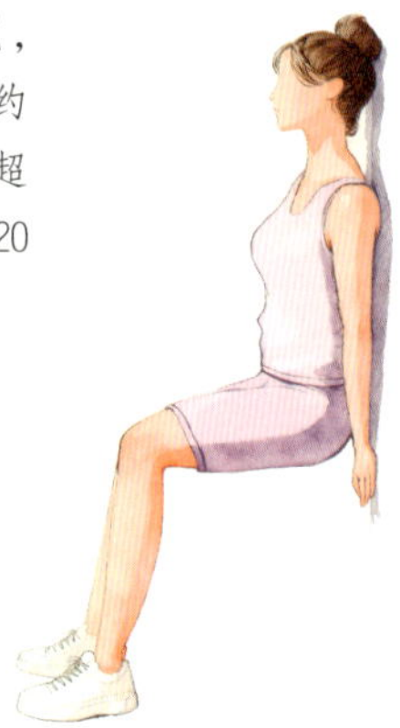

上肢训练：有助于改善前臂和上肢骨密度

站立或坐姿，手持哑铃，做弯举、推举等上肢抗阻动作。注意缓慢发力，控制回落，每动作10~15次/组，做3~4组。

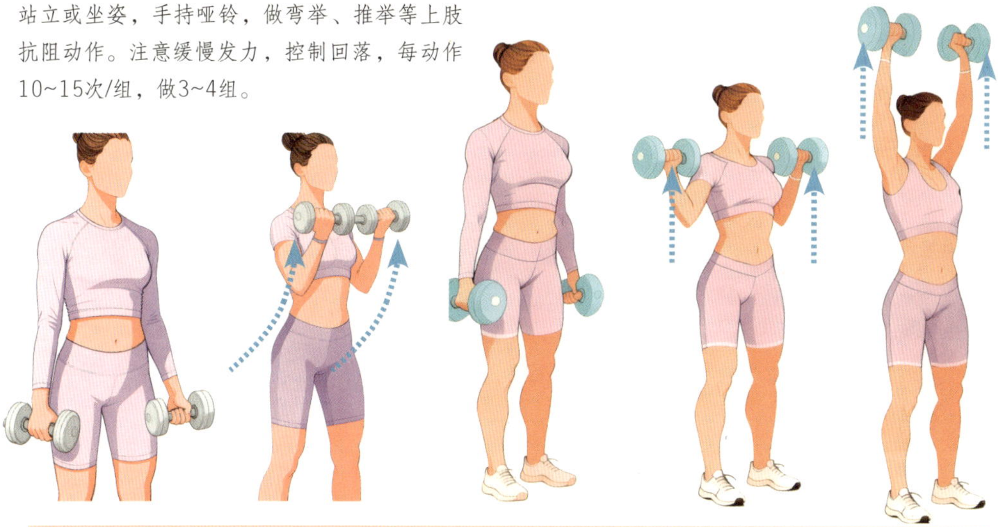

核心肌群训练：可强化腰背部肌肉，保护脊柱

平板支撑：俯卧，前臂和脚尖撑地，核心收紧，保持肩、髋、踝成一直线，保持30秒~1分钟，做3~4组。

五点支撑：仰卧，头、双肘、双脚撑地，将臀部尽量抬高，并保持肩、髋、膝成一直线，保持5~10秒后放下，每次10~15次，做2~3组。

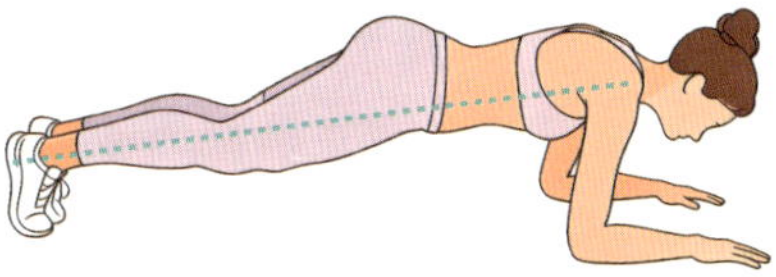

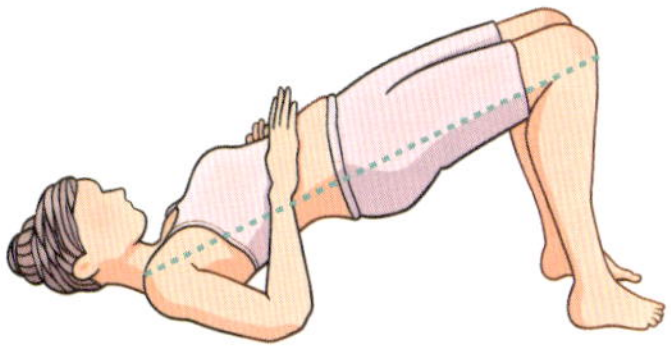

平衡与协调训练：可提升平衡能力，建议每周至少训练3次

单脚站立：身体直立，单脚支撑，另一只脚屈膝抬起，离地10~15厘米，保持平衡，每侧20~30秒，做2~3组。

提踵踮脚尖：站立，双脚与肩同宽，缓慢踮起脚尖至最高点，稍停1秒后放下，每次15~20次，做2~3组。

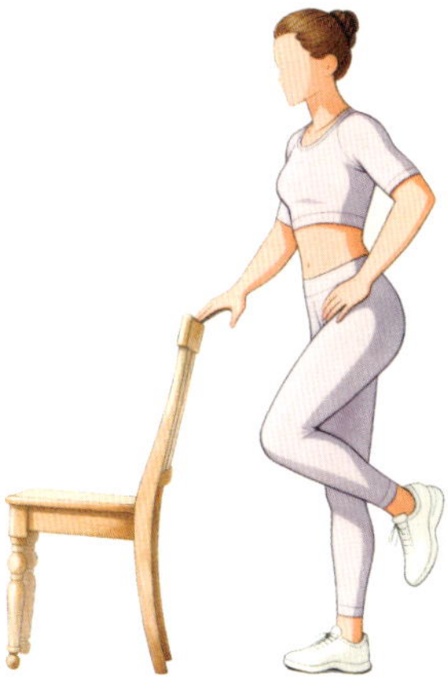

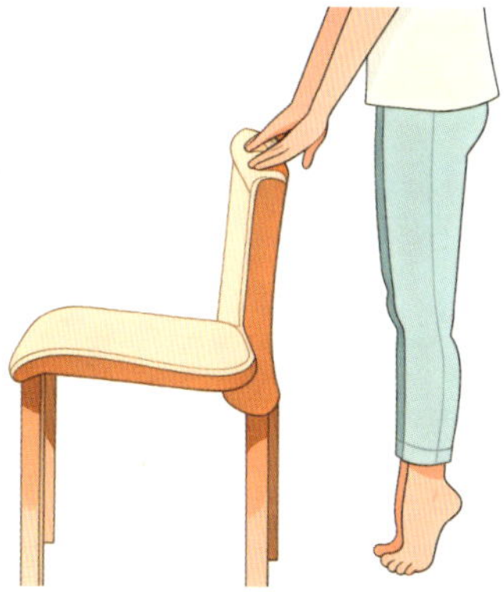

中高强度阻力训练

对于骨密度较低但体能较好的患者，可尝试深蹲、硬举等多关节动作，强度控制在60%~80%最大重复负荷。但需医生评估后，才可以开展。

需避免的运动及注意事项

· 高风险运动

跳绳、踢毽子等跳跃类运动可能对骨骼造成冲击，增加骨折风险。

仰卧起坐等过度弯腰、扭腰的动作可能压迫脊柱，需谨慎。

· 运动原则

循序渐进：从低强度开始，逐渐增加负荷。

充分热身：运动前伸展肌肉，避免拉伤。

监测身体反应：若运动后出现持续疼痛，应及时就医。

◎ 生活方式这样改，从根上拦住骨头变脆

严格戒烟限酒

戒烟后6~12个月，骨代谢指标可显著改善，建议采用尼古丁替代疗法等科学戒烟方法。

男性每日酒精摄入不超过25g（约1杯红酒），女性不超过15g，避免空腹饮酒。

规律作息与压力管理

保证每日7~8小时高质量睡眠，建议23点前入睡，睡眠不足者可通过午休补充，通过练习冥想、瑜伽等减压方式，降低皮质醇水平。

科学晒太阳

时间：选早晚时间，避免暴晒。

部位：露出手臂、小腿，至少15%皮肤面积。

时长：每周3~4次，每次15~30分钟，皮肤较白者可减半。

划重点：不要隔着玻璃晒，不要全身裹太严！如果有条件，可以在晒背时沿脊柱两侧捶打膀胱经：双手握空拳，从腰部往上轻捶至肩颈，再从臀部沿大腿后侧捶到脚踝，每天早晚各做5分钟。

◎ 定期检查+药物干预

定期骨密度检测

40岁后每2~3年检测一次骨密度（DXA），绝经后女性、吸烟酗酒者每年检测。重点关注T值变化，当T值在-1.0到-2.5之间时，需及时干预，防止进展为骨质疏松。

药物干预时机

· 补充维生素D

需要补充维生素D的情况：长期室内工作者；涂抹防晒霜SPF＞15；北方冬季。

每日补充400~800国际单位的维生素D，可以通过晒太阳，食物补充，必要时随餐服用维生素D补充剂。市面上维生素D补充剂种类繁多，比如维生素AD，维生素D_3，维生素D_2等。维生素AD是含维生素A和D的复方制剂，用于同时补充两者；维生素D_2来源于植物，生物活性较低，需经肝脏和肾脏转化才能被利用；维生素D_3来源于动物，生物活性高，直接参与钙磷代谢。如婴幼儿、维生素A缺乏者，需同时补充维生素A和维生素D时选择维生素AD；单补维生素D时，多数人优先D_3，素食者可选D_2。同时建议定期检测血25-羟基维生素D水平，维持在30纳克/毫升以上。

· 钙片怎么选

记住这张黄金选择表。

类型	适合谁	怎么吃	优点	缺点
碳酸钙	胃酸正常的中青年人	随餐吃，忌与菠菜同食	含钙量高（40%）	可能便秘、胀气
柠檬酸钙	胃酸少、消化不良者	空腹吃，随时服用	不伤胃、肾结石风险低	含钙量较低（21%）
乳酸钙、葡萄糖酸钙	儿童、胃敏感人群	需大量服用才达标	口感好、易吸收	性价比低（9%含钙量）
海藻钙	素食者、对传统钙过敏者	睡前吃效果更佳	天然钙源、吸收率高	价格贵、单片钙量低

避坑指南

身体一次最多吸收500毫克钙，选单片钙含量≤500毫克的。盲目追求“天然钙”，吸收率未必更高。钙磷比理想比例2:1，部分钙片产品会在成分表中直接标明钙磷比，若未标明，可根据标出的钙和磷的含量自行计算，如某钙片每片含钙300毫克，含磷150毫克，则钙磷比为300:150=2:1。

若骨密度年降幅>3%或伴有脆性骨折，可在医生指导下使用阿仑膦酸钠等双膦酸盐类药物，能减少50%以上骨折风险。

女性绝经后5年内可考虑短期雌激素替代治疗，需评估乳腺、心血管风险。

（张桐，刘乾亮，龙尤）

图书在版编目（CIP）数据

[illegible]

北京：化学工业出版社，2025. 11. — ISBN 978-7-122-[illegible]

中国国家版本馆CIP数据核字第2025[illegible]号

第二章

颈肩、上肢养护计划

低头刷手机、久坐办公，脖子酸痛、僵硬……

成了很多人的“日常困扰”，甚至一转头就疼得皱眉。

但为啥同样的习惯有人颈椎无恙？

脖子疼该硬扛还是就医？

这份颈椎养护指南讲清缘由，分享随手护颈招，

帮你给颈椎“减负”，远离不适。

同样低头玩手机，为啥有人脖子没事，有人却疼得要命

◎ 个体解剖结构、肌肉情况、使用情况都会影响颈椎

● 低头角度与压力差异

颈椎承受的压力会随低头角度显著增加：直立时约5千克，低头15°增至12千克，60°时可达27千克，相当于扛2袋大米。

长时间刷视频、玩游戏，保持大角度低头会加速颈椎疲劳，而部分人可能因姿势更自然（如手机举高）或肌肉更强壮，暂时无症状。

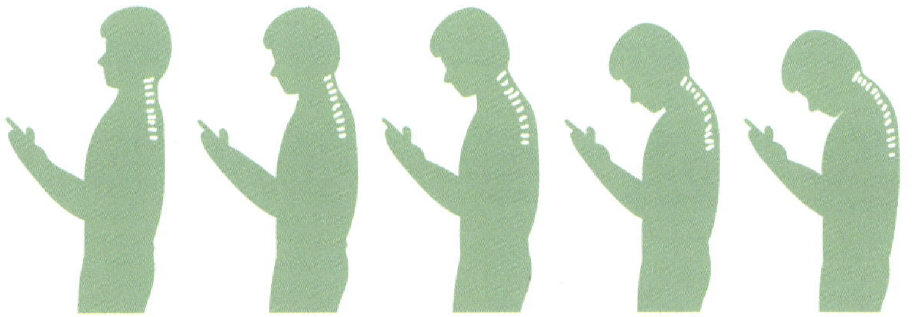

● 肌肉耐受力不同

斜方肌、胸锁乳突肌等颈部肌肉长期紧张易劳损，但游泳、瑜伽爱好者等人群肌肉耐力更强，疼痛风险更低。缺乏锻炼、久坐人群的肌肉易僵硬，稍长时间低头即可引发酸痛。

● 个体解剖结构差异

先天颈椎曲度较直或存在椎体发育异常的人，颈椎稳定性差，更易因低头导致退变。既往颈部受伤或长期伏案工作的人，颈椎退行性病变风险更高。

◎ 脖子酸痛=颈椎病吗

不一定！需根据症状和医学检查综合判断。

症状	普通颈肩痛（肌肉劳损）	颈椎病（结构性病变）
疼痛性质	酸胀、僵硬，休息后缓解	持续钝痛或放射性疼痛，如手臂麻木
伴随症状	无上肢麻木、头晕等	手臂麻木、头晕、步态不稳、大小便障碍
检查结果	肌肉压痛，X线、CT无异常	颈椎曲度变直、椎间盘突出、骨质增生

关键区别：颈椎病需存在颈椎结构异常，如椎间盘突出，并压迫神经或血管，而单纯酸痛多为肌肉疲劳。

◎ 使用手机注意调整姿势

手机举高：屏幕中心与眼睛平齐，避免低头超过30°，可使用支架或另一手托肘部的“奥特曼式”托举法。

护颈口诀：手机举高高，定时做操劳，手麻脚软快检查，枕头选好疼痛跑。

（刘英奎）

落枕，身体发出的紧急求救信号

你是否经历过这样的清晨或者午休：睁开眼睛想翻身或抬头时，脖子却像被什么东西牵住一样僵硬，而且稍一转动就疼痛难忍？这种现象大概率是被称为“落枕”的急性颈部疼痛疾病，实际上是身体发出的紧急求救信号。

现代医学研究发现，大部分人群均曾遭遇过落枕困扰，多数都是日常工作中不良习惯的表现之一。

◎ 颈部突然疼痛不能动（落枕）的幕后推手

当我们的颈部肌肉像被过度拉伸的橡皮筋般失去弹性，就会触发落枕的疼痛警报。因睡眠时枕头高度不当，过高、过低或者过硬，会导致头颈呈过伸或过屈状态，相当于给颈椎施加了持续长时的异常压力，均可引起一侧肌肉紧张，使颈椎小关节扭错，时间较长即引起静力性损伤。当我们日常保持同一姿势超过2小时，对于保持姿势时所运用到的肌肉组织就像拉伸时长过久的橡皮筋难以在短时间内放松。有研究显示，使用过高或过矮枕头的人群，落枕发生率是正常人群的3.2倍。

睡眠姿势不当如同给颈椎设置定时炸弹。俯卧位时颈椎需旋转约90°保持呼吸，这种非生理性扭转会导致单侧肌群过度收缩。日本睡眠医学会的追踪研究证实，俯卧睡眠者晨起颈部疼痛概率是仰卧者的4.7倍。

现代人特有的“手机颈”问题让颈部经常处于埋头状态，肌肉长期处于紧张状态。美国脊柱外科协会指出，低头60°看手机时，颈椎承受的压力相当于挂着27千克的重物。这种持续性劳损使肌肉纤维出现微观撕裂，为落枕埋下隐患。

◎ 能用“端脖子法”快速缓解吗

扳法（端脖子），因操作治疗风险，对专业要求极高，需要在医院专科医生对疾病明确诊断，排除治疗禁忌后酌情，予以斜扳、侧扳，不能自行随意进行。一般我们可以自己采用以下方法缓解：

● 疼痛初起的前两日是黄金处理期

正确的冷热交替疗法能有效控制炎症：前48小时每2小时冰敷15分钟，注意用毛巾隔离皮肤，后期改用40℃热敷促进循环。

热敷时，可选择具有温经散寒的药物，如吴茱萸、小茴香等或者粗盐加热后用布包裹。这种组合疗法能缩短30%的恢复时间。

● 两日后受限的颈部活动需要科学引导拉伸

将头部缓慢向疼痛对侧倾斜至极限，保持30秒后放松，重复5次。这种神经肌肉再训练可恢复本体感觉，推荐每日进行3组，可以做到疼痛消失。

◎ 预防落枕的睡眠革命

枕头选择是门精准的人体工程学：仰卧时枕头高度5~8cm，约一拳高，侧卧时应与单侧肩宽相当。记忆棉枕头的回弹时间应控制在3~5秒，荞麦枕的填充量以头部下陷2厘米为宜。

睡姿改良需要系统性调整：仰卧时在膝下垫枕可减轻腰椎压力，侧卧时双腿间夹枕能维持骨盆中立位。仰卧四肢自然外展的“海星睡姿”被证实可降低的颈部压力。

颈部肌肉的日常维护至关重要：每天用下巴在空中进行“写米字”训练，但是需要动作缓慢，配合胸锁乳突肌的等长收缩训练（手掌抵住额头做对抗），能显著增强颈部稳定性。建议每个动作保持数秒，重复10次/组。

当疼痛持续超过1周，或出现上肢麻木、头痛眩晕等症状时，提示可能存在神经根受压或椎动脉供血不足，需及时进行颈椎MRI检查。最新临床数据显示，及时就医可使严重并发症发生率明显降低。

通过科学认知和系统预防，我们完全可以将落枕发生频率降低90%以上。

（唐培江，刘乾亮）

头晕、手麻、脖子僵，要不要去医院

头晕、手麻、脖子僵硬，这些颈椎问题越来越普遍，越来越年轻化，很多人就因为大家似乎都有这个毛病，就掉以轻心。

◎ 到什么程度就需要去医院

头晕、手麻、脖子僵硬是颈椎病的常见症状，主要是因为颈椎老化，或者神经、血管被压到了。常见的原因如下。

颈椎老化：随着人越来越老，骨头长出骨刺，颈椎里的椎间盘就像用久的弹簧一样，没那么有弹性了，这些变化都容易压到神经或者血管。

肌肉太累：老是低头玩手机、长时间坐着办公，脖子上的肌肉一直紧绷着，血都不怎么流通，时间一长脖子就又僵又疼。

脑供血不足：颈椎要是出问题，压到椎动脉，脑子就会缺血，就容易头晕，眼前发黑，严重的还会晕倒。

● 脖子僵硬，何时去医院

脖子僵硬是颈椎病早期常出现的症状。要是只有偶尔脖子僵，比如低头久了才僵硬，活动活动脖子，休息一会儿就好了，这种情况暂时不用急着去医院。不过，得赶紧改改不良习惯，别老是保持一个姿势不动。

要是脖子僵持续了一周以上，一点都没减轻，或者频繁发作，比如一周能出现好几次，连转头、低头、抬头这些简单动作都做起来费劲，赶紧去医院看看。要是脖子僵还伴随着疼，而且疼得厉害，晚上都能被疼醒，或者疼痛还蔓延到肩膀、后背，那就更不能耽误，需要马上去医院。

头晕，何时去医院

颈椎病导致的头晕，一般和脖子活动有关。若是偶尔快速转头、抬头的时候，晕一小会儿，很快就好了，这种可能是脖子血管暂时被压到了，可以先观察观察。

但要是头晕特别频繁，天天都晕，或者一转头眼前突然黑了，甚至直接摔倒；还有晕起来感觉天旋地转，还恶心、呕吐、耳鸣、听力下降，这就可能是颈椎病影响到椎动脉，让脑子供血不足了，必须马上到医院去。

要是头晕的时候，还有意识不太清楚，说话不利索，半边身子没力气，这可不是小事，需要赶紧去医院。

手麻，何时去医院

手麻也是颈椎病的常见症状。要是偶尔睡觉压到胳膊，或者低头久了手麻，活动活动手就没事了，这可能只是神经暂时被压到，不一定马上要去医院。

要是手麻经常出现，如大白天正干着事呢，手突然就麻了；或者手麻的时间很长，好几分钟都不好；又或者麻的范围固定，比如就某几个手指一直麻，甚至麻的地方还越来越多，这些都可能是颈椎间盘突出，压到神经根了，要及时去医院。要是手麻的同时，还觉得手没力气，拿东西总是掉，手指也不灵活，这很可能是脊髓被压了，必须尽快去医院。

◎ 第一次就医，医生会做哪些检查

详细询问情况

医生会仔细问你头晕、手麻、脖子僵这些症状是什么时候开始的，多久出现一次，有多严重，还有什么情况下会更严重或者能缓解，比如和脖子动没动、姿势变没变有没有关系。还会询问你的工作，平时生活习惯，有没有脖子受伤的经历，这些信息对判断病情特别重要。

身体检查

· 检查脖子

医生会用手摸摸你的脖子，看看有没有疼的地方，肌肉是不是紧绷着，颈椎的骨头有没有位置不对的情况。还会让你做一些动作，像低头、抬头、转头、歪头，看看脖子活动是不是正常，做这些动作的时候症状会不会加重。

· 检查神经

要是你手麻、没力气，医生会检查神经功能。摸摸你的手，看看对触觉、疼痛、冷热的感觉正不正常；让你握拳、抬胳膊，试试肌肉力量；再检查一下反射，比如肱二头肌反射、肱三头肌反射、桡骨膜反射，通过这些判断是不是神经根或者脊髓受伤了。

拍片检查

· X 线检查

这是查颈椎病常用的第一步检查。拍颈椎的正位、侧位、斜位片，能看到颈椎本来的弯曲度有没有变直或者反弓，骨头有没有骨质增生，两个椎体之间的间隙有没有变窄，椎间孔有没有变小。从这些变化能大概知道颈椎有没有老化，对判断颈椎病的类型和严重程度有帮助。

· CT 检查

CT看骨头比X线清楚多了，能更准确地看到椎体、椎间盘、椎间孔、椎管这些地方的骨头结构有没有问题。比如能看清椎间盘突出在什么位置、突出了多少、有没有钙化，椎管有没有变窄。要是怀疑颈椎骨头有病变、椎间盘突出，做CT能知道更多详细信息。

· MRI 检查

MRI是检查颈椎病的重要方法，它能把颈椎的椎间盘、脊髓、神经根、血管这些软的部分看得清清楚楚。通过MRI可以知道椎间盘有没有突出、膨出，有没有压到脊髓或者神经根，脊髓有没有水肿、变性、空洞这些病变，神经根有没有被压、有没有肿起来。在判断脊髓型颈椎病、神经根型颈椎病有多严重的时候，MRI检查的作用特别大。

小结：X线是初筛首选，CT可补充X线遗漏的细微骨性病变，但辐射高，不用于常规随访。CT对骨赘、钙化等骨性压迫更敏感，MRI对椎间盘、脊髓等软组织更精准。X线无法评估神经结构，MRI可诊断椎间盘突出但无法评估颈椎的动态稳定性。

下面我们用一个表来了解三者的优劣势及适应证。

检查类型	主要优势	主要局限性	典型适应证
X线	• 整体评估：显示颈椎曲度、序列、椎间隙高度、骨质增生； • 动态功能：过伸过屈位评估颈椎稳定性，有没有韧带损伤、椎体滑脱； • 低辐射、低成本。	• 软组织盲区：无法显示椎间盘、脊髓、神经根； • 细节不足：细微骨折、钙化、椎管内病变易漏诊。	• 初筛颈椎曲度异常、骨质增生； • 外伤后骨折、脱位初步排查； • 长期姿势性颈痛随访。
CT	• 骨结构高清：三维重建显示骨折线、骨赘、椎管狭窄、韧带钙化； • 快速扫描：急诊外伤5~10分钟完成，适合金属植入物患者； • 钙化识别：明确后纵韧带钙化等骨化病变。	• 辐射较高：剂量约1－10mSv是X线的5~10倍； • 软组织模糊：椎间盘突出程度、脊髓受压细节不如MRI。	• 复杂骨折，如爆裂性骨折； • 骨质增生压迫评估； • 术后内固定复查。
MRI	• 软组织金标准：清晰显示椎间盘突出、脊髓水肿、神经根受压； • 无辐射：适合孕妇、儿童及长期随访； • 多方位成像：矢状、横断面评估椎管内病变，如肿瘤、感染等。	• 骨细节弱：皮质骨显示不如CT清晰； • 禁忌证：心脏起搏器、金属植入物患者不可用； • 时间长、昂贵：检查约20~40分钟，费用高。	• 神经根痛、肢体麻木、无力； • 脊髓压迫出现行走不稳、大小便障碍等； • 怀疑肿瘤、感染或早期水肿。

其他检查

如果怀疑头晕是因为椎动脉供血不足引起的，医生可能会让你做椎动脉超声检查或者血管造影检查，看看椎动脉里的血流顺不顺畅，有没有变窄或者堵住的地方。

如果症状很复杂，可能还需要做肌电图检查，看看神经和肌肉的功能是不是正常，排除其他神经肌肉方面的疾病。

（刘乾亮）

近年来，护颈枕、牵引器、按摩仪等产品销量飙升，但这些产品是否真的有效？是否存在安全隐患？我们来逐一分析。

◎ 护颈枕：辅助工具，非万能神器

护颈枕通过支撑颈部生理曲度，改善睡眠姿势，缓解颈椎压力。对长期低头者有一定帮助，可减少夜间肌肉紧张，预防颈椎病。

● 选购认准“高度”与“材质”

· 高度

选择高度适中，仰卧：高度建议在5~8厘米之间。躺下后，后脑勺、颈椎和肩部能自然贴合枕头，双手平放在身体两侧无紧绷感。侧卧：高度建议在8~12厘米之间，约等于单侧肩膀的宽度。躺下后，颈椎与躯干能保持水平直线，耳朵与肩膀在同一垂直线上。

· 材质

记忆棉、乳胶等兼具支撑性与透气性的材质为佳，避免过硬或过软。

● 划重点

低质产品可能因高度不当或支撑不足，导致颈椎过伸或侧弯，反而加重疲劳，引发头晕、肌肉僵硬，甚至压迫神经，同时护颈枕不能治疗已存在的颈椎病，仅能作为日常辅助。

◎ 牵引器：短期缓解，需谨慎使用

通过拉伸颈椎减轻椎间盘压力，缓解神经压迫。颈肩酸痛、活动受限等轻度颈椎病，可以在医生指导下使用。

● 选购建议

优先选择可调节力度的电动牵引器，可精准控制拉力，建议牵引量从2~3千克开始，逐步增加，控制在体重的8%以内，以防损伤。避免手动款牵引力度失控。

避免过度使用，每周2~3次，每次10~20分钟。以轻微拉伸感为宜。

● 划重点

过度牵引可能导致椎间盘突出加重、关节错位，甚至引发瘫痪。脊髓型颈椎病患者禁用，否则可能诱发严重脊髓损伤。

◎ 颈椎按摩仪：部分有效，但需避坑

通过振动、热敷或电脉冲刺激促进血液循环，缓解肌肉疲劳。亚健康人群短期使用可缓解肌肉痉挛，但需严格遵循医嘱。

● 选购建议

选择有医疗器械认证或权威机构检测报告的产品。其中物理揉捏式模拟人手按摩，而电脉冲式刺激感明显；物理揉捏式比电脉冲式更安全，适合日常放松。避免“多功能堆砌”，如同时宣称热敷、按摩、理疗等。

● 划重点

孕妇、心脏病患者、神经衰弱者禁用；劣质产品可能因力度过大导致肌肉损伤或神经刺激。饭后或醉酒后使用可能引发恶心、头晕。颈椎按摩仪无法治疗颈椎病，对神经根型颈椎病可能加重症状。

◎ 避开陷阱，科学选购

● 试用体验

优先线下试用，感受力度与舒适度。

● 过度营销的“高科技”产品

如宣称“根治颈椎病”“快速矫正曲度”的按摩仪，多为夸大宣传。

● 材质粗糙、力度不可调的产品可能损伤肌肉或神经

● 保健仪器绝对不能代替正规治疗

严重颈椎病患者依赖保健仪器延误治疗，可能引发瘫痪等风险。

● 划重点

核心原则：明确需求——缓解疲劳选按摩仪，改善睡眠选护颈枕，轻度症状可尝试牵引；拒绝夸大宣传——任何产品均无法替代医疗；长期保养——姿势管理+运动锻炼才是根本。

（刘英奎）

颈椎养护计划

◎ 颈椎养护从采用正确的姿势开始

在日常生活里，颈椎出问题，一般是两方面原因：第一是肌肉对颈椎的支撑不够，从小运动比较多的人，就比不怎么运动的人更不容易出现颈椎问题，最主要就是他们颈椎之间的肌肉的支撑作用够。第二是使用过度及姿势不良。日常不锻炼，伏案工作又多的人，是颈椎病的高发人群。

● 常见姿势对颈椎伤害度的排名

以下是常见姿势对颈椎从高到低的伤害度排名，包括从颈椎承受的压力、肌肉紧张度和持续时间等因素综合评估。

颈椎伤害度排名：

· 头前倾坐姿——低头刷手机、办公（伤害度：★★★★★）

原因：头部每前倾2.54厘米，颈椎压力增加约4.5千克。低头60°时，颈

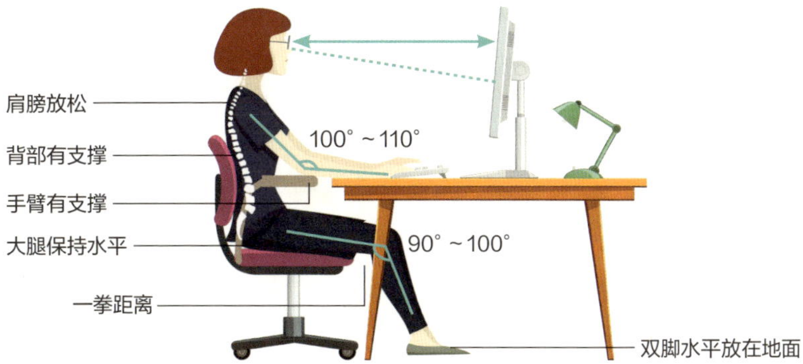

椎承受压力可达27千克，相当于一个小孩体重。颈部后侧肌肉、韧带长期拉伸，易导致颈椎反弓、椎间盘突出。

· 半卧位，颈部悬空——斜躺刷手机（伤害度：★★★★☆）

原因:颈部无支撑，肌肉需持续发力维持头部位置，易疲劳。颈椎处于非自然弯曲状态，长期可能引发小关节错位。

· 颈部前伸坐姿——靠床头刷手机（伤害度：★★★★）

原因:床头硬度高，颈部前伸时颈椎压力集中在颈4~颈6节段，易导致韧带钙化。胸椎后凸加重，牵连颈椎代偿性前倾。

· 前倾位坐姿——伏案工作（伤害度：★★★☆）

原因:头部轻微前倾（15°~30°）时，颈椎压力约为12~18千克。肩颈肌肉长期静态收缩，易引发酸痛和劳损。

· 平视后靠坐姿——屏幕与视线平齐，背部有支撑（伤害度：★★）

原因:颈椎接近中立位，压力较小，但久坐仍可能导致肌肉僵硬。

· 仰卧位看手机——手臂举高，手机平视（伤害度：★）

原因:颈椎压力最小，但手臂易疲劳，可能引发肩周炎。

注意:伤害度与持续时间强度相关！即使低伤害姿势，长时间保持也会加重风险。

● 正确的坐姿

· 头颈部

头抬起来，脖子挺直，稳稳地朝正前方，别歪着也别扭着。保持这样的姿势，能让颈椎处于自然生理曲度，避免因长期低头或歪头导致颈椎间盘压力增大，预防颈椎病变。

· 身体

坐着时，身体要像一棵笔直的小树，和地面垂直。后背可以轻轻靠在椅背上，一定不能弯腰驼背。正确的身体姿势能让脊柱保持正常的生理弯曲，使腰部肌肉得到放松，减少腰部疾病的发生。

· 肩部

肩膀放松，和上臂保持在一条线上，注意不耸肩或耷拉肩。放松的肩部姿势能避免肩部肌肉过度紧张，防止出现肩部酸痛、活动受限等问题。

· 手臂

上臂和肘部要尽量靠近身体，不要往前伸得太远。前臂、手腕和手保持在一条直线上，和上臂差不多成100°~110°，手肘有支撑，手腕和手要伸直，别弯曲或者倾斜，可使用腕垫来支撑手腕，减少手腕压力。这样的手臂姿势能让手臂肌肉处于舒适状态，减少手腕和手臂的疲劳感。

· 大腿与小腿

大腿最好和地面平行，大腿和小腿形成90°~100°，这样坐起来才稳定。合适的大腿与小腿姿势能使下肢血液循环顺畅，避免腿部出现麻木、肿胀等情况。

· 双脚

双脚要平平稳稳地放在地上，如果够不着地，就找个结实的东西垫在脚下，比如专门的脚踏板，让脚掌完全贴合地面。如果双脚悬空，会增加腰部和腿部的负担，导致身体不适。

◎ 找到最适合自己的座椅高度

有了正确的坐姿，那还需要一把稳定且符合人体工程学的椅子。

坐下时，臀部要尽量往后坐，让大腿后方和臀部充分接触椅子，要让整个后背稳定地靠在椅子背上。

不要使用过厚的靠垫，确保身体各部位都能被稳稳托住，肌肉和关节没那么大压力，自然就没那么难受啦！

● 座椅高度

先站直，量一量从肘关节到地面的垂直距离，然后把这个数值减去2~3厘米，就是座椅合适的初始高度啦。举个例子，要是一位身高170厘米的女性，她的肘高一般在68~72厘米之间，那座椅就可以调到65~70厘米这个范围。

坐下之后，要看看双脚能不能完全踩在地上，大腿和小腿之间的夹角是不是在90°~100°之间。要是得踮着脚才能碰到地，那就赶紧用可调节的脚踏板，让脚掌好好贴着踏板。

合适的座椅高度能让膝盖和髋关节处于合理角度，减轻下肢和腰部的压力。如果座椅过高或过低，都会导致身体姿势变形，引发一系列不适问题。

● 扶手高度

调扶手高度的时候，让肘关节弯曲到100°~110°，这时候前臂能自然地平放在桌面上就可以了。

还有键盘的高度，要和肘部齐平，这样打字的时候就不会老是耸肩了。

● 椅背支撑

椅背得能完全贴合腰椎的自然曲线。怎么测试呢？拿一条毛巾卷起来，塞在腰和椅背之间，如果坐了10分钟之后，毛巾还在原来的位置没掉下来，就说明椅背的支撑是到位的。

● 摆好设备位置

电脑屏幕：调整电脑屏幕的时候，让屏幕的上沿和视线齐平，电脑屏幕中心应低于眼睛注视水平10°~20°，眼睛与电脑屏幕保持在50~60厘米的距离。如果屏幕高度不合适，可以用书本或专门的支架将其垫高，使屏幕顶端和视线齐平，这样看屏幕的时候，脖子就不用前倾或者后仰了，从而减少颈椎的负担。

手机放置：手机最好放在不写字的手那侧，避免将电话夹在肩膀上接听，可使用头戴式耳机来解放双手，减少颈部压力。

每个人的身体情况不一样，座椅的高度不能只看公式，要结合自己的坐高、腿长和躯干比例来综合判断，找到自己最自然舒适的高度。

要是你有时候需要站着办公，或者写字的时候身体会往前倾，这时候就要随时调整座椅的高度。建议大家选气压升降椅，调节起来很方便，能快速适应不同的姿势。

像孕妇、做过髋关节手术的患者这些特殊人群，对座椅的要求也不同于普通人，需要更加谨慎地调整，以确保身体的舒适和健康。

◎ 颈椎养护从坚持做颈椎保健操入手

网络上各种颈椎操层出不穷，有的号称“3分钟缓解疼痛”，有的宣称“一招根治颈椎病”。这些颈椎操真的有这么神奇的效果吗？我其实更想告诉你的是：颈椎操确实很有效，但盲目跟练可能适得其反，加重颈椎损伤。

那么，如何选择安全有效的颈椎操？

● 颈椎操的安全底线：避开危险动作

· 避免快速摇头或甩头

危险动作：快速左右甩头、360°绕颈。

风险：可能压迫椎动脉，诱发头晕甚至晕厥，加重颈椎小关节错位。

替代动作：缓慢、有控制的颈部侧屈或旋转，如“收下巴”训练。

· 拒绝过度后仰或低头

危险动作：用力后仰“看天花板”或长时间低头“数地板”。

风险：加重颈椎间盘压力，诱发富贵包或神经压迫。

替代动作：保持颈椎中立位，做轻柔的伸展，如“倚墙天使”（见P4）。

· 慎用器械或暴力按摩

危险操作：用弹力带强行牵拉颈部、器械“吊脖子”。

风险：可能导致肌肉拉伤、韧带松弛，甚至颈椎脱位。

● 高效颈椎操的核心原则

· 针对性评估，对症选择

富贵包、乌龟脖：重点强化颈后肌群，如“Y-T-W训练”、松解胸锁乳突肌。

颈椎曲度变直：通过“收下巴贴墙”恢复生理曲度。

肩颈酸痛：筋膜松解，如用网球滚动斜方肌，结合低强度耐力训练。

· 科学动作设计

动作缓慢可控：如“颈椎侧屈拉伸”，每侧保持15~30秒，感受肌肉牵拉而非疼痛。

结合呼吸调控：吸气延展脊柱，呼气收紧核心，增强稳定性，如“倚墙天使”。

多肌群联动：避免孤立训练，需整合肩胛、胸椎和核心，如“门框扩胸拉伸”。

· 循序渐进，长期坚持

每日10分钟低强度训练，如筋膜松解+收下巴训练，持续3个月以上效果更佳。避免追求“速效”，高强度训练可能引发肌肉代偿。

● 安全有效的颈椎操方案

· 基础版（每日5分钟）

1. 颈椎抗衰操：主要锻炼的是颈深屈肌群和上背部肌群，改善肌肉和筋膜的弹性、促进血液循环，同时帮助调整颈椎的生理曲度。

动作：

① 收下巴训练：坐姿或靠墙，用指尖轻推下巴向后，保持5秒×10组。

② 筋膜松解：用筋膜球滚动肩颈交界处，每侧2分钟。

扫码观看
颈椎抗衰操

2. 三步颈椎舒缓操：放松低头族最易僵硬的肌肉如斜方肌、肩胛提肌，促进局部血液循环，加速代谢乳酸和炎症因子，减轻“落枕式”酸痛。

动作

① 拉手望天：双手上举然后往下拉，同时仰头望天保持3~5秒，重复15次。

② 头颈争力：双手合掌，头向左转，手向右转保持3~5秒，然后头向右转，手向左转保持3~5秒。重复15次。

③ “十”字颈操：颈部肌肉放松，呼吸均匀先缓慢将头向前屈，使下颌接近胸骨柄上缘，保持3~5秒。然后慢慢向后仰,尽量使头部后仰，保持3~5秒；头向左侧旋转，尽量使左耳贴向左肩，保持3~5秒；头向右侧旋转，尽量使右耳贴向右肩，保持3~5秒。重复15次。

扫码观看
三步颈椎舒缓操

· 进阶版（隔日10分钟）

1. 肌肉拉伸强化操：主要强化斜方肌、胸肌、背阔肌等。

① Y-T- W 训练：俯卧位，手臂分别摆成Y、T、W形状，强化中下斜方肌。

② 门框拉伸：双手扶门框，身体前倾拉伸胸肌，改善圆肩。

扫码观看
肌肉拉伸强化操

2. 六步颈椎舒缓操：松解颈肩背肌肉紧张，改善局部血液循环，重建颈椎活动度，增强关节稳定性。

① 头俯仰缓慢将头向前倾，直到下巴接近胸部，保持20~30秒，然后缓慢回到起始位置，然后缓慢将头向后仰，眼睛看向天花板，保持20~30秒，然后缓慢回到起始位置。

② 头左右侧屈：背部挺直，将头向左侧倾斜，尽量使左耳接近左肩，保持20~30秒，然后缓慢回到起始位置，再向右侧倾斜，尽量使右耳接近右肩，保持20~30秒，然后缓慢回到起始位置。

③ 头左右旋转：缓慢将头转向左侧，尽量使下巴对准左肩，保持20~30秒，然后缓慢回到起始位置，再转向右侧，尽量使下巴对准右肩，保持20~30秒，然后缓慢回到起始位置。

④ 抗阻力仰头：将双手指交叉放在头后，头向后仰，施加阻力，保持20~30秒，然后放松回正。

⑤ 抗阻力低头：将手放在下颌，头向前倾，同时用手施加阻力，保持20~30秒，然后放松回正。

⑥ 头抗阻力侧屈：将右手放在头顶上方，轻轻向左按压头部，同时用颈部肌肉向左反方向推压手部，保持20~30秒钟，然后回正，将左手放在头顶上方，轻轻向右按压头部，同时用颈部肌肉向右反方向推压手部，保持20~30秒钟。

扫码观看
六步颈椎舒缓操

· 综合矫正（搭配体态管理）

① 调整办公姿势：电脑屏幕与视线平齐，避免长时间低头。

② 睡眠支撑：用毛巾卷垫颈，维持颈椎曲度。

如何判断颈椎操是否适合自己

· 练后舒适度

做完应感觉颈部放松而非酸痛加重。

· 无代偿动作

训练时肩胛骨稳定，不会耸肩或腰酸。

· 专业指导优先

若已有手麻、头晕等症状，需先就医排除颈椎病，再在康复师指导下训练。

划重点：保护颈椎，从“少低头、多活动”开始！早干预，避免小问题拖成大病！安全有效的颈椎操应遵循“评估-松解-强化-姿势管理”四步原则，避开暴力动作和局部孤立训练。选择时牢记：“慢优于快，稳优于猛，全身联动优于单点突破”。坚持科学训练，才能让颈椎真正“减负”！

（唐远军，钟方彬，张桐，刘乾亮）

肩膀痛就是肩周炎吗

“肩膀痛得抬不起来，多活动活动，肯定是肩周炎！”不少人被肩痛折磨时，都听过这样的建议。可照着做了，疼痛不但没减轻，反而更严重。这是因为，肩膀痛不一定就是肩周炎，而且不同原因引起的肩痛，能不能锻炼、怎么锻炼都有讲究，盲目锻炼还可能会让肩膀“伤上加伤”。

◎ 肩痛不一定是肩周炎

有好几种疾病也会出现类似肩周炎的症状，容易让人混淆。

● 肩周炎：肩膀像被“冻住”，怕冷又僵硬

肩周炎的学名叫粘连性肩关节囊炎，就像肩膀被一层“胶水”慢慢粘住了一样。它一般是慢慢发病的，一开始可能只是有点隐隐作痛，后来疼痛越来越厉害，肩膀活动也越来越困难。比如想抬手梳个头、穿件衣服，或者转动肩膀拿东西，都变得很费劲，感觉整个肩膀都“冻住”了。而且，得了肩周炎的肩膀特别怕冷，大夏天都不敢让肩膀吹风，总想着拿个披肩把肩膀裹起来才舒服。

在家就能做以下小测试，来判断是否为肩周炎。

搭肩试验：把患侧的手肘弯曲，手搭在对侧肩膀上。正常情况下，手肘能轻松贴到胸口。要是手肘离胸口老远，或者手肘能贴到胸口，但手却搭不到对侧肩膀，那就要小心了，这可能是肩周炎在“作怪”。

摸背试验：把手放到背后，试着用手去够后背对侧凸起的那块肩胛骨，两侧交替做。如果有症状一侧和正常一侧相比明显有差距，而且在活动肩膀时，感觉又僵硬又疼，那也可能是肩周炎找上门了。

● 冈上肌肌腱炎：肩膀外侧痛，外展有“疼痛弧”

冈上肌肌腱炎的疼痛主要集中在肩膀外侧，有时候还会“牵连”到脖子或者手臂，让人感觉这一片都不舒服。

它有个很特别的表现，叫作“疼痛弧”。简单来说，就是当你把肩膀向外展开到60°~120°这个角度时，会突然感觉特别疼；但如果展开角度小于60°或者大于120°，疼痛反而没那么明显了。就好像肩膀在这个特定角度设了个“疼痛关卡”一样。

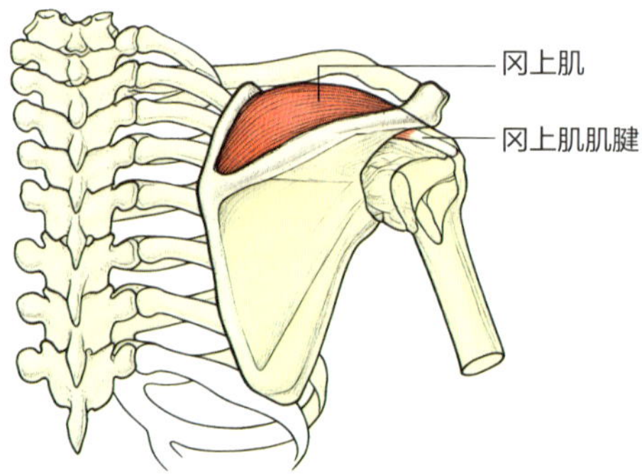

自我检测小妙招：

疼痛弧试验：站直了，慢慢把患侧的手臂向外抬起来，在抬的过程中仔细感受肩膀的疼痛变化。如果抬到60°~120°时，肩膀外侧突然疼得厉害，而其他角度疼痛减轻或者消失，那很有可能就是得了冈上肌肌腱炎。

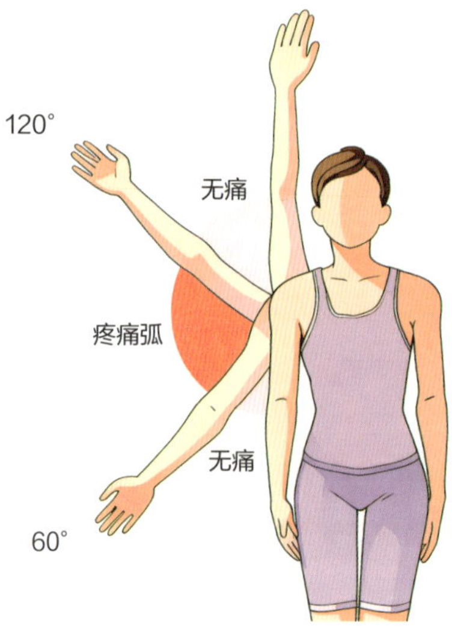

空杯试验：把手臂伸直，大拇指朝下，想象自己端着一个倒扣的杯子，然后慢慢胳膊往身体外侧抬起手臂。要是在这个过程中，肩膀外侧出现疼痛，也提示冈上肌肌腱可能出问题了。

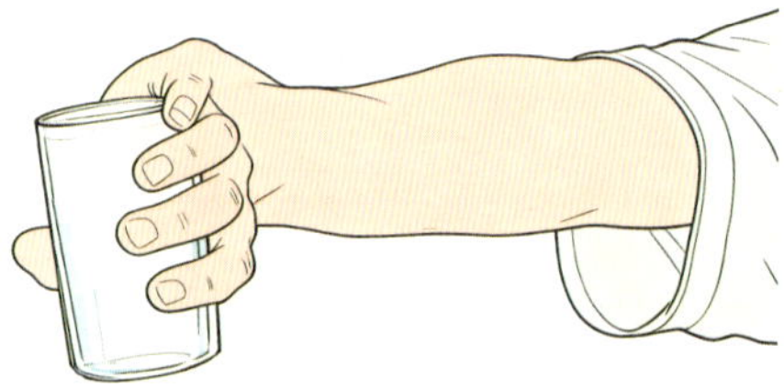

● 肱二头肌长头肌腱炎和腱鞘炎：肩前疼痛，后伸更“要命”

这种病的疼痛主要在肩膀前面，有时候还会向上臂和脖子“扩散”。

它有个很明显的特点：当你把疼痛一侧肩膀向后伸展时，疼痛会变得特别严重；当你试着把胳膊向前抬，或者往身体外侧展开时，疼痛反而会减轻一些。就好比肩膀前面有个“敏感开关”，后伸这个动作一触发，疼痛就“爆发”了。

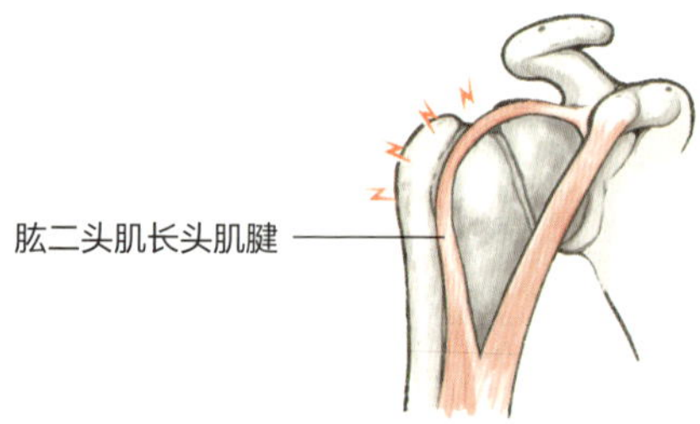

初步判断小方法：

背后抬手试验：双手在身后交叉，正常一侧的手试着把患侧的手向上抬。如果在这个过程中，肩膀前面突然疼得厉害，那就要警惕是不是肱二头肌长头肌腱出问题了。

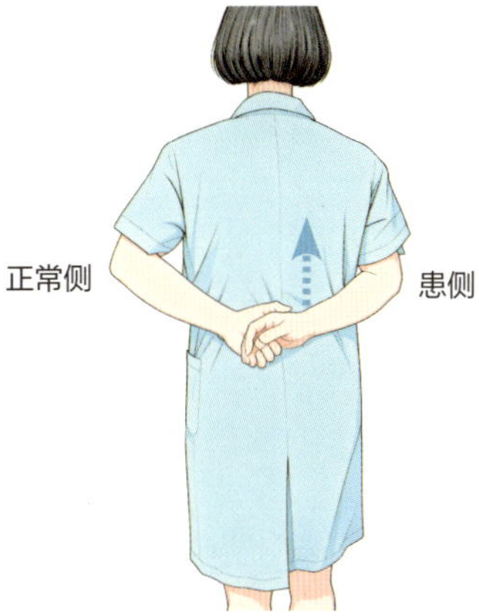

● **肩袖损伤：肩前疼痛，特定动作“雪上加霜”**

肩袖损伤主要表现为肩膀前面疼痛，尤其是在做手臂上举、旋转这些动作时，疼痛会明显加重。严重的晚上睡觉翻身都会疼醒。

和肩周炎不太一样的是，肩袖损伤的人主动活动肩膀时，会感觉特别受限；但如果别人帮忙被动活动肩膀，关节活动范围相对正常。

自我检查小窍门：

坠落试验：主动把疼痛一侧肩膀向外展开到90°以上，然后慢慢放下手臂。若手臂突然不受控制，像“掉下来”一样快速坠落，那很可能是肩袖出现了损伤。

◎ 肩痛原因不同，锻炼方法不同

当肩膀出现疼痛、抬不起来的情况时，千万不要自己随便下判断，更不能轻信一些没有科学依据的“土方法”，比如用大力拉伸肩膀、拍打疼痛部位等，这些做法不仅可能没效果，还会耽误病情。

第一步：先自我检查，对肩膀的情况做个初步判断。如果病情比较轻，还没有到需要到医院的程度，可适当自己锻炼。但要想准确知道病因，还是得及时去医院，让医生进行专业检查。医生一般会通过体格检查，比如按压肩膀不同部位，看看哪里疼、活动度怎么样；还可能会让做一些影像学检查，像X线、磁共振成像等，这样就能更清楚地看到肩膀内部的情况，找到真正的“病根”。

第二步：确诊之后，一定认真执行医生制定的治疗方案。一般方案包括休息、物理治疗、吃药，或者手术。在康复过程中，也要根据病因和病情阶段，选择合适的锻炼方式，一步步让肩膀恢复健康。

对于肩周炎患者来说，如果病情比较稳定，适当做些锻炼是有好处的，比如简单的肩部摆动、拉伸和旋转动作，可以帮助改善肩膀的活动度，缓解疼痛。但一定要记住，锻炼要慢慢来，不能用力过猛，不然可能会造成新的伤害。

若是冈上肌肌腱炎、肱二头肌长头肌腱炎和腱鞘炎，在发病初期，最重要的是让肩膀好好休息，尽量减少肩部活动。这时候如果还盲目锻炼，就相当于在受伤的肌腱上“撒盐”，会刺激炎症部位，让疼痛变得更严重。

肩袖损伤更不能随意锻炼了，因为肩袖对维持肩膀的稳定和正常活动特别重要，损伤后过度活动可能会让损伤进一步加重，严重的甚至需要做手术来修复。

（唐培江）

肩周炎又称“冻肩症”，会在晚上和受凉后加重。

◎ 夜间疼痛缓解方法

● 调整睡姿

避免压迫患侧：仰卧时在疼痛侧手臂下垫枕头，保持肩部放松；侧卧时用枕头支撑头部和手臂，减少肩部受压。

● 根据个人病情选择热敷或者冷敷

热敷：睡前用40度左右的热毛巾或者暖水袋敷在肩部上15~20分钟，或者用盐半袋、红花10克、生姜15克、花椒10克、小茴香15克、鸡矢藤15克，将盐和药一起炒黄用布包裹，凉到适合的温度热敷肩关节周围疼痛处，促进血液循环、活血化瘀、缓解痉挛。

冷敷：若肩关节肿胀发烫或者手法松解粘连后可用冰敷10分钟，主要适用于急性期炎症。

● 药物缓解

外用非甾体抗炎药：如双氯芬酸钠凝胶贴或者氟比洛芬凝胶贴膏。

口服止痛药：布洛芬等可短期使用，胃肠不适者慎用。

● 放松肩部肌肉

睡前做轻柔拉伸：如“钟摆运动”（弯腰让手臂自然下垂画小圈）或者太极拳双手抱肘关节活动。

◎ 天冷发作时的快速缓解

● 立即保暖

用肩套或者护肩，避免冷风直吹。也可使用暖宝宝或者热水袋，温度不宜过高，避免烫伤。

在空调房间时也要注意保暖。

● 热敷+轻柔活动

热敷后缓慢活动肩关节，如选做下列运动。

爬墙运动：面对墙壁手指向上缓慢爬动，刚开始每日爬1~2次，每次1~2分钟，以自己能忍受的疼痛为度，循序渐进增加次数及时间，直到上举正常。也可以自行在家购买一个控速肩梯训练。

毛巾操：淋浴时用热水冲肩部5~10分钟，同时用双手背后拉毛巾或者做内收、外旋动作。适合后伸功能差的，每日1~2次，每次1~2分钟，以自己能忍受的疼痛为度，循序渐进。注意不要急功近利，以免拉伤肩关节加重病情。

● **局部擦药**

涂搽祛风活血散寒的药油，如红花油等，轻轻按摩至发热。

◎ 调理建议

● **发病2周以内**

疼痛剧烈时，可采用毛巾裹住冰袋进行冷敷，每次15分钟，每日2~3次，减轻局部充血、水肿和疼痛。

减少肩关节提重物等负重及大幅度运动，避免疼痛加重，但不可完全制动，否则容易加速粘连，可以进行钟摆运动等活动。

● **发病2周到3个月后**

每日做肩部拉伸：爬墙、毛巾操等活动，每日1~2次，每次1~2分钟，逐渐加时间及频次，避免粘连。循序渐进增加活动度，避免剧烈疼痛。

● **长期改善生活习惯**

睡觉及开车或者平时生活时避免对着空调及风扇直吹，避免肩部外露。

注意事项：

在疼痛剧烈、红肿的急性期时，避免大力按摩或者过度运动。

外出可佩戴保暖护肩，尤其在秋冬季节或者空调房间等室内低温环境时。

多数肩周炎症状可在数周或者数月改善。如自行处理无效，建议尽早就诊康复科或者骨科。

（戢琴）

小针刀治肩周炎真能『一刀见效』吗

“一刀见效”多属营销话术，个体差异大，需理性看待。

◎ 小针刀治疗是什么

小针刀是一种结合针灸针和手术刀特点的微创工具，直径0.4~1.2mm，广泛应用于慢性软组织损伤、骨关节疾病等，针刀能够整体松解肩关节周围关键部位的粘连、瘢痕组织，恢复肩关节的力学平衡。

小针刀的作用原理：

机械松解：切断纤维化粘连的筋膜、韧带，恢复关节活动度。

刺激修复：触发局部创伤修复反应，促进胶原重组。

神经调节：抑制痛觉信号传递，缓解中枢敏化。

改善血供：释放炎性介质，促进新生血管形成。

◎ 小针刀与其他外治法相比的优缺点

治疗方式	优势	缺点
小针刀疗法	1.疗效显著：治愈率高，有效率高，显著优于封闭疗法。 2.创伤小：仅针眼大小创口，无需缝合，恢复快，术后即可活动。 3.疗程短：多数患者1~3次治疗即可见效，平均疗程14天。 4.中西医结合：兼具松解粘连与疏通经络作用，改善局部循环，降低炎症因子。	1.操作风险高：需医生精通解剖，否则可能误伤神经或血管。 2.感染风险：若消毒不严格或术后护理不当，可能引发感染。 3.复发率较高：术后需配合功能锻炼，否则易因劳损或受凉复发。
封闭疗法（痛点注射）	1.快速止痛：局部注射激素+麻醉药可迅速缓解疼痛。 2.操作简单：无需复杂设备，门诊即可完成。	1.疗效短暂：长期使用激素易导致肌腱脆弱化，复发率高。 2.副作用多：可能引发骨质疏松、血糖升高等代谢问题。
针灸理疗	1.无创安全：无出血风险，适合体质虚弱者。 2.调节全身：通过经络调整气血，改善整体状态。	1.疗程较长：需多次治疗，见效较慢。 2.对重度粘连效果有限：难以直接松解深层组织粘连。
推拿按摩	1.缓解肌肉痉挛：通过手法松解浅层肌肉紧张。 2.辅助功能恢复：改善关节活动度。 3.适合惧怕扎针的患者。	1.依赖操作者经验：手法不当可能加重炎症。 2.单独使用效果差：需联合其他疗法以提高疗效。
手术疗法（关节镜、开放手术）	彻底松解粘连：适用于严重冻结肩或保守治疗无效者。	1.创伤大：需全身麻醉，术后恢复期长需要数月。 2.费用高：住院及手术费用比较高。

◎ 小针刀的适应证和禁忌证

● 适应证

肩周炎粘连期，病程3~12个月，关节活动明显受限；

经药物、理疗等保守治疗无效的顽固性疼痛；

存在喙突韧带、肩袖间隙等特定部位粘连者。

● 禁忌证

凝血功能障碍或正在抗凝治疗者；

局部皮肤感染、恶性肿瘤患者；

严重骨质疏松者。

所以，对于病程较短、粘连较轻的肩周炎患者，小针刀松解关键病灶后，疼痛和活动度可能立即改善。小针刀治疗肩周炎有效率优于单纯康复训练。但对于肩周炎，尤其是冻结期，常伴随广泛炎症和粘连的患者，单次治疗难以完全解决问题，通常需多次治疗结合康复锻炼。

（黄露霈）

◎ 你以为的"网球肘"vs真实的"网球肘"

"没摸过球拍，凭啥手肘疼？"——这是许多办公室族确诊网球肘后的灵魂拷问。

其实这种病的学名是肱骨外上髁炎，因为网球运动员常常中招而得名，但现代普通人早已成为"主力军"：宝妈们天天抱娃、做家务，三头六臂都不够用；建筑工人师傅们拿着电钻、锤子，一顿操作猛如虎；办公室白领们，一坐就是一整天，疯狂敲鼠标键盘，手肘根本没机会"躺平"。还有那些运动爱好者，打网球、羽毛球时姿势不对，一顿乱挥，直接给网球肘递上了"邀请函"。

◎ 网球肘是谁在背后"煽风点火"

肘关节的外侧是前臂伸肌总腱的"老巢"，平时这些肌肉勤勤恳恳打工，可一旦你疯狂加班敲键盘、举着手机刷短视频停不下来，它们就会反复收缩—肌腱摩擦—血液供应不足，直至附着点直接"摆烂"受伤。

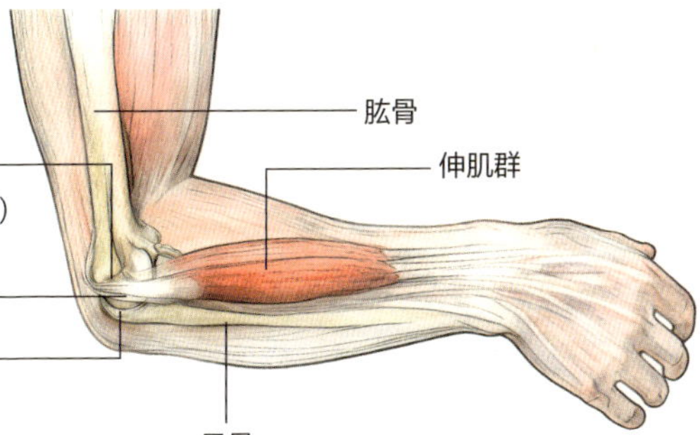

◎ 自测指南：你的手肘在"报警"吗

● 网球肘堪称"人体警报器"

一开始，它只是在你手肘外侧搞点小动作——酸酸胀胀，就像手肘被小蚂蚁轻轻咬了一口，让你忍不住怀疑是不是自己想多了。等你没当回事继续"造作"，它直接"放大招"！疼痛像窜天猴一样，从前臂一路飙到手腕，拿个快递像在举哑铃，拧个水龙头仿佛在挑战极限，连日常端碗吃饭都成了"高难度动作"。它还会玩"躲猫猫"，休息时老老实实，一干活就"满血复活"，让人苦不堪言。

● 别等疼到拧不开瓶盖才行动

符合以下2条请立刻进入警戒状态：

死亡三连痛：端奶茶痛、拧毛巾痛、双击鼠标痛。

深夜痛：半夜被手肘刺痛惊醒。

- **趣味自检法**

反手摸鱼测试：伸直手臂掌心向下，向上抬手腕，让别人按住你的手背往下压。如果手肘外侧突然一阵“酸爽暴击”，甚至疼得你想立刻放下手臂，这很可能是网球肘在暗中作祟。

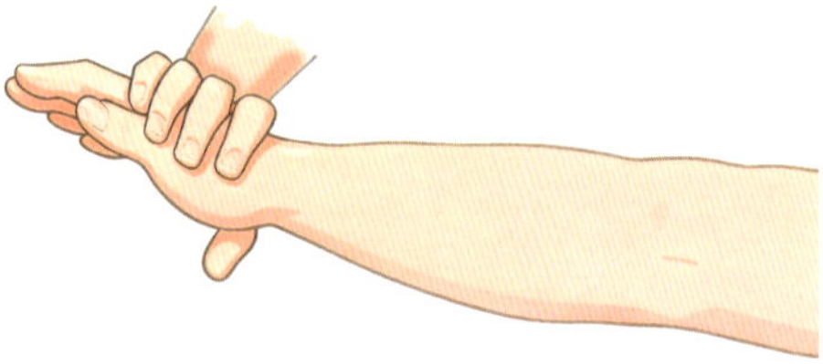

马克杯挑战：单手端起装满水的马克杯，如果手肘外侧传来一阵刺痛，就好像有小针在扎，或者疼痛让你难以稳稳端住水杯，那就是网球肘发出的“危险信号”。

◎ 两阶段修复计划

- **第一阶段：疼到想剁手的急性期**

核心任务：让肌腱“休假”。停止所有需要伸腕或前臂旋转的动作，如打字、拧瓶盖，必要时使用护肘限制活动。

冰敷镇痛：用毛巾包裹冰袋，每次敷10~15分钟，每日3次。注意避免冻伤皮肤。

- **第二阶段：疼痛缓解放松康复期**

手腕瑜伽：手肘伸直，反手，掌心向上，另一只手与其十指相扣，向上用力，使其手腕弯曲，感受前臂拉伸，持续30秒，重复3次，每日2组。

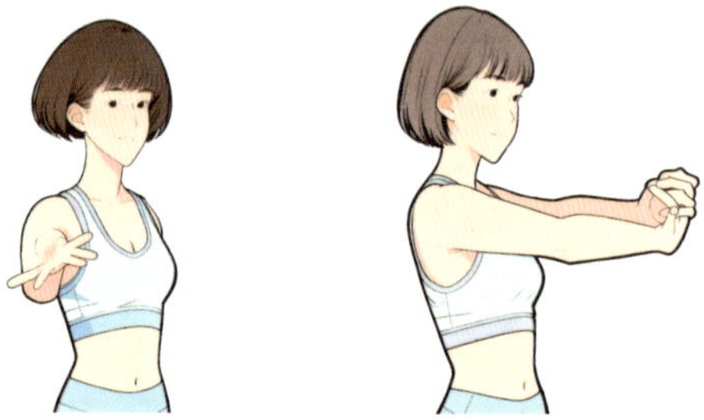

毛巾拧干术：用力拧毛巾，正反方向交替训练，每组动作重复10次，每日3组。

◎ 防复发秘诀

- **番茄钟式用肘法**

每工作25分钟，强制休息5分钟，做做“手腕瑜伽”。

- **设备改造计划**

鼠标换成垂直款，告别“僵尸抓握”；笔记本支架+外接键盘，拒绝“缩头乌龟”姿势。

- **避免周末突击运动**

周末想打羽毛球？先从5分钟挥拍开始，别让肌腱体验突然过度锻炼。

◎ 就医信号弹

贴了3天膏药反而更疼。

手肘肿得像馒头，还发热。

手指开始麻木无力。

（刘乾亮）

大拇指根疼，可能得了『妈妈手』

很多妈妈抱孩子久了，大拇指根部到手腕的位置会隐隐作痛，甚至拧毛巾、拿手机都困难——这种情况很可能就是“妈妈手”。

这不是大病，但也需要正确应对！

◎ 什么是“妈妈手”

简单来说，就是拇指根部的“工作间”出了问题。

拇指根部到手腕有条像“橡皮筋”一样连接肌肉和骨头的肌腱，肌腱外面有包裹它的“保护套”——腱鞘，因为用得太频繁或姿势不对，肌腱就会和保护套反复摩擦，导致慢慢发炎、肿胀，一动就疼。

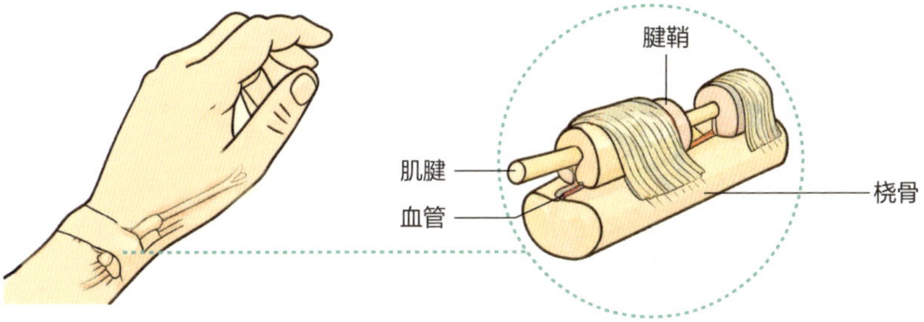

谁容易中招？

不光妈妈会得！经常抱娃、做家务、做手工活（比如织毛衣、洗衣服）、刷手机、打游戏的人也可能中招。

◎ 为什么会出现“妈妈手”

元凶就是重复用手。比如：

1. 抱孩子时手腕屈曲，手掌向上托着宝宝屁股。
2. 长时间刷手机、打游戏，大拇指不停点按屏幕。
3. 洗衣服拧水、提重物。

这是在提醒你“手腕累坏了，该休息了！”

◎ 3个信号测一测

● 痛感自带坐标，一戳一个准

疼的地方就在拇指根部和手腕连接处，用手按一按，还可能摸到一个鼓起来的小硬包，压下去疼得更明显。

● 握个拳头试一试

把大拇指弯曲藏进手心，其他四指包住拇指握拳，保持握拳姿势，手腕向小指方向轻轻弯，如果大拇指根部突然疼得明显，大概率就是“妈妈手”了！

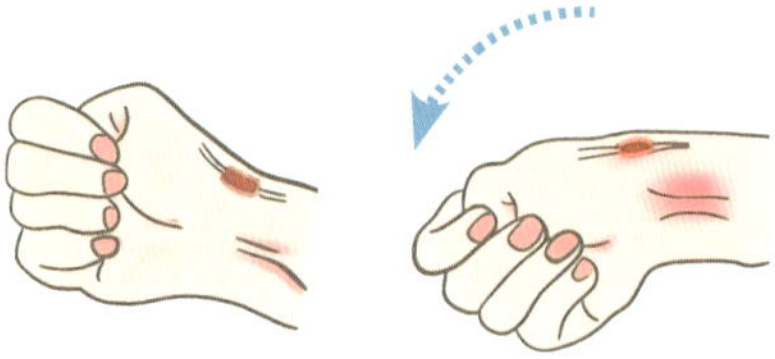

● **拇指闹脾气，甩甩才听话**

握杯子、拿筷子，拇指好像不听使唤，甚至有时候会突然卡住，得甩甩手腕才能动。

◎ 在家就能做的缓解方案

● **戴个护腕**

白天活动时戴有弹力的护腕，尤其是干活的时候一定要戴着，就像给受伤的部位撑了把“保护伞”。

● **热敷+按摩**

热敷： 用40℃左右热水袋或热毛巾敷在疼的地方，每日3次，每次15~20分钟，注意别烫伤。

按摩： 用另一只手的大拇指，从疼痛处向手肘方向轻轻推揉，力度以感觉有点酸但不疼为准，每次5分钟，每日2~3次。

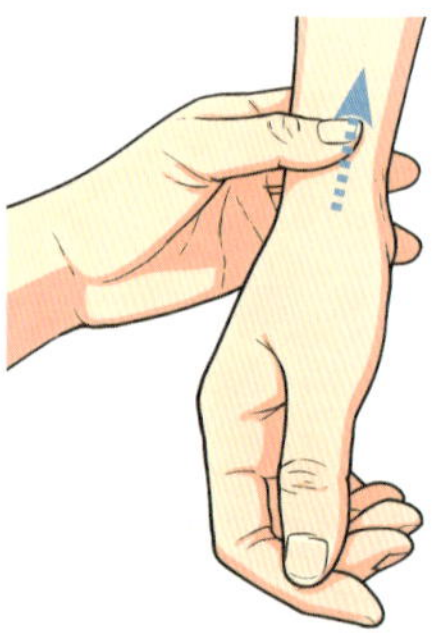

注意： 疼的时候就休息，等不那么疼了再慢慢活动。

● **简单锻炼手腕**

拉伸动作： 伸直手臂，手心向下，屈腕，另一只手牵拉手背使腕关节屈曲到最大程度，保持10秒；再手心向上，伸腕，另一只手牵拉手指使腕关节背伸到最大程度，保持10秒，重复5次，每日2~3次。前臂有牵拉感为宜，切勿出现疼痛。

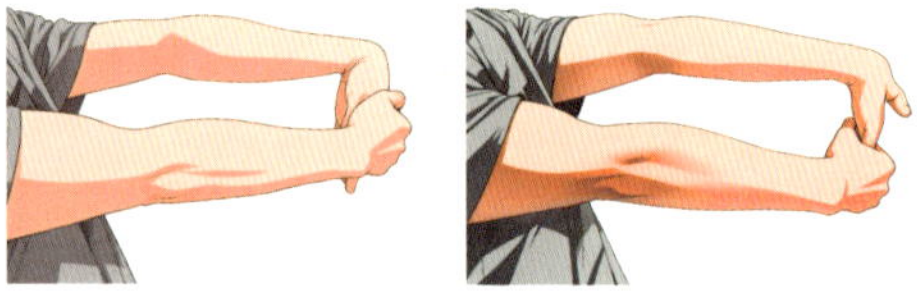

握力练习： 捏软球或毛巾卷，捏紧5秒后松开，每日做20次。

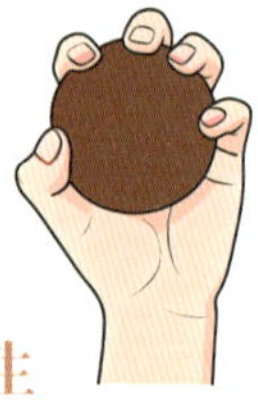

◎ 哪些情况要去看医生

1. 在家护理2周还没好转，甚至更疼了。

2. 手腕肿得厉害，或者大拇指“卡住”动不了。

3. 疼得睡不着觉，影响正常生活。

医生可能会建议打针、理疗，极少数严重情况需要微创小手术。

◎ 预防比治疗更重要

抱娃姿势改一改： 少做让大拇指用力的动作，用手臂和手肘托住宝宝，手腕保持中立别向外翻，半小时就换换手。

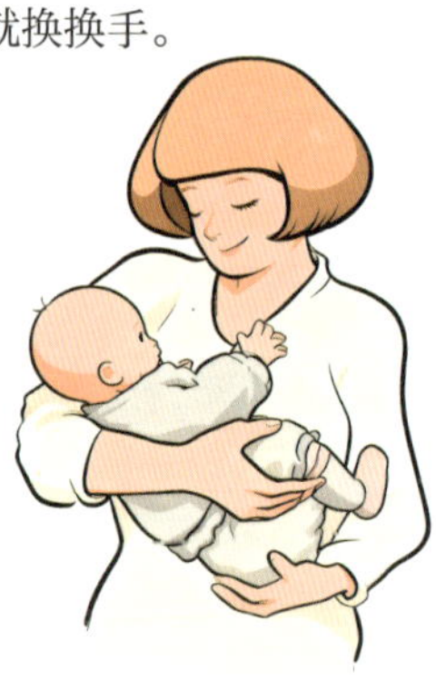

少刷手机：用手机时多换手指操作，别让大拇指“加班”。

家务巧用力：拧衣服、拖地时用手臂发力，别只靠手腕使劲。

工具来帮忙：买菜用推车代替手提，用开瓶器拧瓶盖。

划重点：“妈妈手”是累出来的毛病，关键要少折腾手腕，多休息+热敷+锻炼。如果疼得厉害或一直不好，别硬扛，及时找医生帮忙！

（刘乾亮）

手指弹不动，有时还伸不直，怎么回事呢

你有没有过这样的经历：手指突然变得不太听使唤，弹动的时候很费劲，甚至有时候还卡住了，怎么都伸不直？我们帮你仔细分析。

◎ 导致手指“罢工”的病因大排名

● 扳机指——狭窄性腱鞘炎居首位

“扳机指”的发病率极高，最常见的就是右手大拇指，其他手指也有可能。

表现就是手指弯曲后，很难一下伸直，还会伴随疼痛，或者能听到“咔咔”的弹响声。这是因为手指里面负责弯曲的那根筋（屈肌腱），在它活动的那个“小管道”（腱鞘）里滑动不顺畅了，就像齿轮卡壳了一样，所以才会卡住或者有弹响。

● 神经压迫第二位

比较项目	腕管综合征	神经根型颈椎病
诱发的因素	多与腕部过度使用、反复弯曲或压迫有关（如长期用鼠标键盘、腕部受伤等），腕管内压力增高导致正中神经受压。	常由颈椎退变、椎间盘突出、骨质增生等压迫神经根引起，与颈部姿势不良（如长期低头）、颈部受凉、劳累等因素相关。
麻木分布区域	主要累及正中神经支配区域的手部第1、2、3指及部分第4指的手掌侧，一般不超过腕部。	麻木区域与受压神经根对应（如颈6神经根受压累及拇指及前臂桡侧，颈7累及中指、示指等），常伴随前臂甚至上臂的麻木或疼痛。
缓解的方法	夜间麻木加重时，甩手、将腕部保持中立位休息可缓解，避免腕部过度弯曲或受压后症状减轻。	需通过调整颈部姿势（如抬头、活动颈部）、颈部牵引、热敷等方式缓解，避免长期低头或颈部固定姿势后症状可减轻。

常见的神经根型颈椎病：长期低头动作等会诱发加重，麻木分布区域与受压神经根不同而有所不同，具体比较如下表格。

受压神经根	麻木分布区域
第6颈椎神经根	拇指及前臂桡侧
第7颈椎神经根	中指、示指及前臂背侧
第8颈椎神经根	环指、小指及前臂尺侧

临床上多采用颈部牵引、针灸、推拿等康复治疗能得到缓解。

● 关节炎排第三

手指关节又疼又肿，还变得硬邦邦的，活动起来不灵活。常见的有骨关节炎和类风湿性关节炎。一般是关节受了寒，就好像水管被冻住了一样，里面的“气”不通畅了，就出现问题了。

● 腱鞘囊肿排第四

我们的手腕里有关节液，就像机器的润滑油，用来润滑关节和肌腱，如果关节或肌腱的“外套”（腱鞘）因为长期摩擦、受伤或劳损破了个“小洞”，这些液体就可能漏出来，聚成一团。漏出的液体周围会逐渐形成一层“包膜”，把液体封在里面，摸起来像个软球，有的硬有的软，用力按还能移动。这跟反复用手，如长时间打字、玩手机、做手工有关。

◎ 处理方案

● 热敷或冷敷

如果手指没有明显的红肿、发热和疼痛，在家可以用热毛巾或者热水袋敷一敷，能让僵硬的感觉减轻，疼痛也能缓解不少。

如果手指又红又肿，就用冷敷，比如冰袋外面包上毛巾，敷在手指上，能帮助消肿，也能减轻疼痛。

病情未见好转或反复，建议及时就医。

● 外用药物来缓解

最开始一两次可以在家尝试“精制狗皮膏”等活血止痛的膏药；

如果反复出现疼痛，或者贴上膏药疼痛不见好转，就得去医院。

● 物理康复

疼痛和肿胀未见明显好转者，就要到医院诊治，医生会根据病情采取必要的治疗手段，如针灸、中频脉冲电治疗、冲击波治疗，或者用TDP灯、微波照手指等方案，这些都能缓解疼痛和炎症。

● 手术治疗

若上述方法无效，需考虑手术治疗。

◎ 预防建议

1. 不让手腕和手指长时间保持一个姿势，减少重复做一个动作。

2. 平时每天可以做握拳锻炼，然后轻轻地拉伸手指，再弯曲，每天可进行2~3次，每次练习时间控制在5~10分钟，让关节一直保持灵活，避免过度疲劳。

3. 工作中考虑用护腕、固定支具之类的辅助工具，给手指和手腕减轻负担。

（钟方彬）

第三章

腰椎养护

腰椎作为身体“承重核心”，

又要配合日常弯腰、转身等动作，

常悄悄累积损伤——腰酸、闪腰、行走不适，

不少人深受其扰。

这份日常能落地的护腰方法，帮你稳住脊柱根基。

闪腰后的紧急处理

有时一个转身或弯腰，就可能突然“闪腰”，导致剧烈疼痛、活动受限。这种情况医学上称为“急性腰扭伤”，多因肌肉、韧带或小关节损伤引起。若处理不当，可能加重损伤或转为慢性疼痛。那么，遇到这种情况该如何科学应对呢?

◎ 闪腰后的紧急处理：四步科学自救

● 立即停止活动，保持静止

- 避免强行弯腰、扭转或行走，防止二次损伤。

- 缓慢寻找支撑物，如椅子、墙壁，扶稳，或平躺于硬板床、地板上，减少腰部压力。

● 冰敷镇痛，控制炎症

用毛巾包裹冰袋，敷在疼痛部位15~20分钟，间隔1小时重复1次，24小时内冰敷3~4次。

注意：切勿热敷！急性期热敷可能加重肿胀。

● 调整姿势，减轻负荷

仰卧时：在膝盖下方垫枕头，保持双膝弯曲，放松腰部肌肉。

侧卧时：双腿间夹枕头，保持脊柱中立位。

避免趴睡，以免腰椎过度前凸。

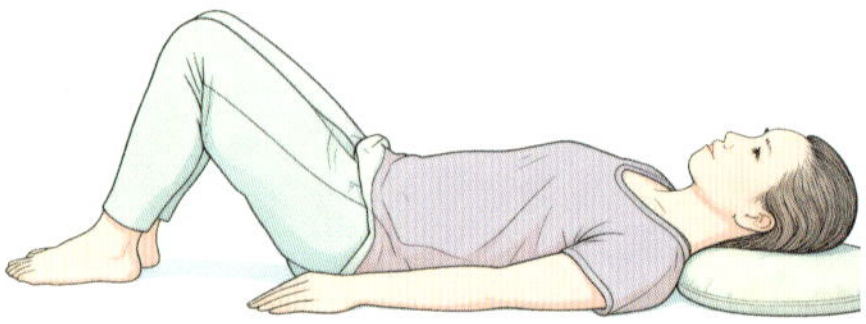

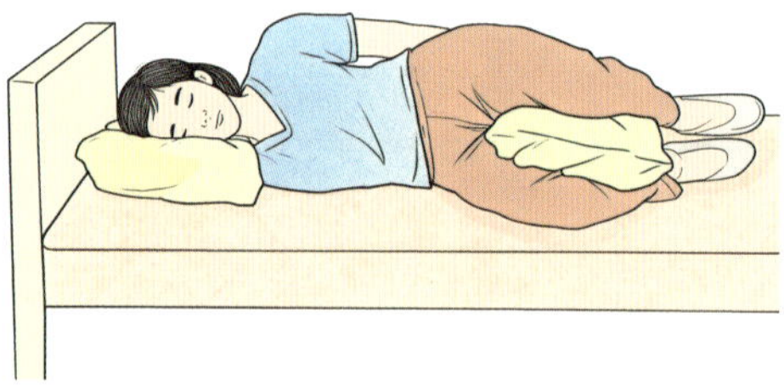

● 必要时使用护具或药物

短期佩戴腰围提供支撑，不超过3天，避免长期依赖。

若疼痛难忍，可遵医嘱服用非甾体抗炎药（如布洛芬），但肠胃不适者慎用，最好避免空腹服药或者可以选择对胃肠伤害较小的药物如塞来昔布，比传统非甾体抗炎药更少引起胃肠问题，还可以联合护胃药物（如奥美拉唑）保护胃黏膜。

◎ 这些危险动作千万别做

● 暴力按摩或扳腰

盲目推拿可能加重肌肉痉挛或关节错位，尤其避免“咔咔响”的扳法。

- **强行拉伸或弯腰**

如“触脚尖”“扭腰画圈”等动作会拉伤韧带。

- **热敷、泡澡或贴膏药**

急性期这些方法会扩张血管，加剧局部充血和肿胀。

◎ 安全恢复训练：三阶段循序渐进

- **阶段一：急性期（48~72小时）**

目标：缓解疼痛，促进组织修复。

动作推荐：

腹式呼吸：仰卧屈膝，吸气鼓腹，呼气收腹，每天3组×10次。

骨盆倾斜：仰卧屈膝，收紧腹部使腰贴地，保持5秒，重复10次。

扫码观看
腹式呼吸和骨盆倾斜

- **阶段二：亚急性期（1~2周）**

目标：恢复关节活动度，激活核心肌群。

动作推荐：

猫牛式：跪姿交替吸气时塌腰和呼气时拱背，10次/组。

仰卧抱膝滚动：轻柔滚动按摩腰部肌肉，2分钟/天。

扫码观看
猫牛式和仰卧抱膝滚动

- **阶段三：恢复期（2周后）**

目标：强化腰背力量，预防复发。

动作推荐：

臀桥：仰卧抬臀至肩-膝成直线，保持10秒，15次/组。

鸟狗式：跪姿对侧手脚伸展，强化核心稳定性，每侧10次。

扫码观看
臀桥和鸟狗式

◎ 什么情况需要立即就医

出现以下症状，可能提示腰椎间盘突出或骨折，需尽快就诊。

1. 下肢麻木、刺痛或无力，如脚趾无法上翘。

2. 疼痛放射至臀部、大腿或脚底。

3. 大小便失禁或鞍区麻木，提示马尾综合征。

划重点：闪腰后牢记“制动-冰敷-科学恢复”三步曲，避开暴力处理。恢复期坚持低强度训练，逐步强化腰背肌群。若症状持续或加重，务必及时就医！

（唐远军）

腰骶部老是酸胀是什么原因

腰骶部也就是腰和臀部连接的地方，要是这块儿总酸胀，不光让人坐立难安，还可能影响日常生活。那到底为啥腰骶部会总是酸胀呢?

◎ 常见原因

● 肌肉筋膜劳损

原因：久坐、姿势不良，如骨盆前倾，导致腰骶肌群长期紧张。

特点：酸胀感在活动后减轻，久坐或晨起加重，按压酸胀处有硬结。

● 腰椎退行性变

原因：腰椎间盘脱水、小关节增生，常见于40岁以上人群。

特点：酸胀伴随僵硬感，久站或弯腰后加重。

● 妇科、前列腺疾病

女性：慢性盆腔炎、子宫内膜异位症可能放射至腰骶部。

男性：前列腺炎或精索静脉曲张也可引发类似症状。

特点：酸胀与月经周期、排尿相关，或伴随下腹隐痛。

● 强直性脊柱炎

特点：年轻男性高发，晨起腰骶部僵硬持续超30分钟，活动后缓解，夜间痛醒。

◎ 科学应对：评估+针对性处理

● 腰骶部酸胀的改善

肌肉筋膜劳损：热敷+筋膜松解，如用筋膜球按压腰方肌。

腰椎退行性变：死虫式、臀桥等动作强化核心，避免久坐。

划重点：腰骶酸胀可能源于肌肉筋膜、关节或内脏问题，盲目按摩可能延误治疗。

（唐远军）

扫码观看
科学应对肌肉筋膜劳损

扫码观看
科学应对腰椎退行性变

◎ 腰椎相关不适人群增多：这些因素在“推波助澜”

● 现代生活方式的“隐形杀手”

久坐成灾： 办公室人群日均久坐超8小时，腰椎间盘承受压力增加3~4倍，加速退变。

姿势不良： 低头玩手机、跷二郎腿、弯腰搬重物等习惯导致腰椎曲度异常，肌肉代偿性劳损。

缺乏运动： 核心肌群力量不足，无法支撑腰椎，易引发损伤。

● 年龄与疾病因素

退行性病变： 30岁后椎间盘含水量下降，弹性减弱，40岁以上发病率显著上升。

其他疾病诱因： 强直性脊柱炎、骨质疏松、妇科炎症等可能引发牵涉性腰痛。

● 外伤与环境

搬重物不当、运动扭伤、腰部受凉等直接损伤腰椎结构。

◎ 腰痛≠腰椎间盘突出

一张表帮你找到腰痛原因。

症状类型	特点	常见病因
机械性腰痛	仅腰部钝痛，活动后加重，休息可缓解，无下肢放射痛。	肌肉劳损、腰椎小关节紊乱、骨盆错位。
根性腰痛	腰痛+单侧下肢放射性疼痛（如坐骨神经痛），咳嗽、打喷嚏时加剧。	腰椎间盘突出症、梨状肌综合征、腰椎管狭窄。
牵涉性腰痛	腰部钝痛，伴随其他症状（如尿频、发热）。	泌尿系统结石、妇科疾病、肠道肿瘤。
神经源性腰痛	夜间痛醒、下肢麻木无力，甚至大小便失禁。	马尾神经受压、腰椎肿瘤。

关键区别

腰椎间盘突出症：需同时满足“腰痛+下肢放射痛”，且通过直腿抬高试验或MRI确诊。

单纯腰痛：若不伴随其他症状、无下肢症状，多为肌肉或小关节问题，可先尝试热敷、理疗。

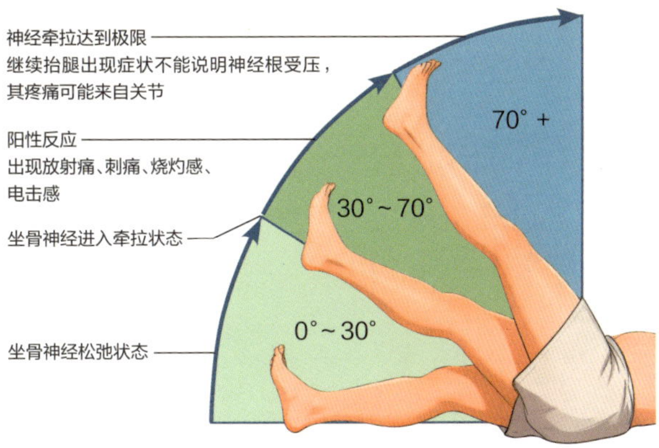

◎ 坐骨神经痛≠腰椎间盘突出

● 什么是坐骨神经痛

坐骨神经痛是指坐骨神经（从腰部延伸到脚部的神经）受到压迫或刺激后，引起的疼痛、麻木或无力症状。典型表现为疼痛从下腰部→臀部→大腿后侧→小腿外侧或脚背放射，多为单侧发作，可能伴随刺痛、灼烧感或电击样痛。

● 常见原因

腰椎间盘突出（最常见）： 髓核压迫神经根，引发炎症和疼痛。

腰椎管狭窄： 骨质增生或韧带肥厚导致神经受压，多见于中老年人。

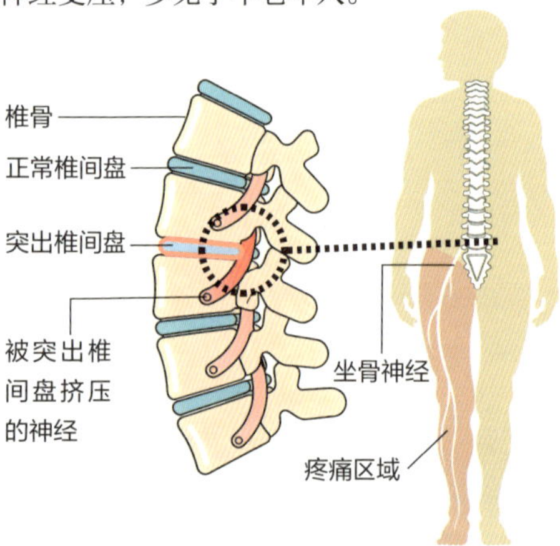

梨状肌综合征： 臀部梨状肌痉挛或炎症刺激坐骨神经，久坐、跷二郎腿易诱发。

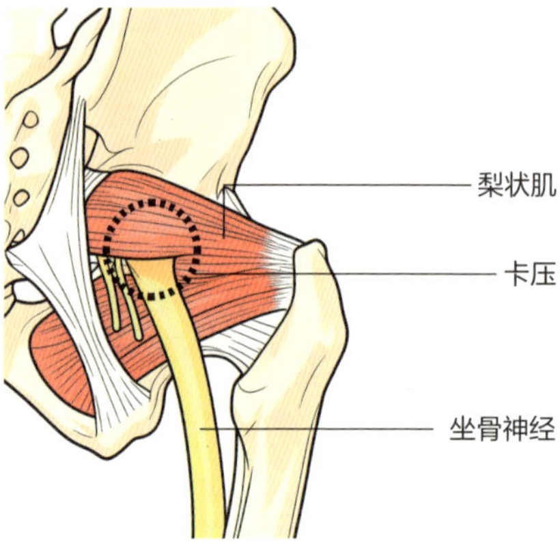

骶髂关节紊乱： 骨盆错位或劳损，刺激邻近神经。

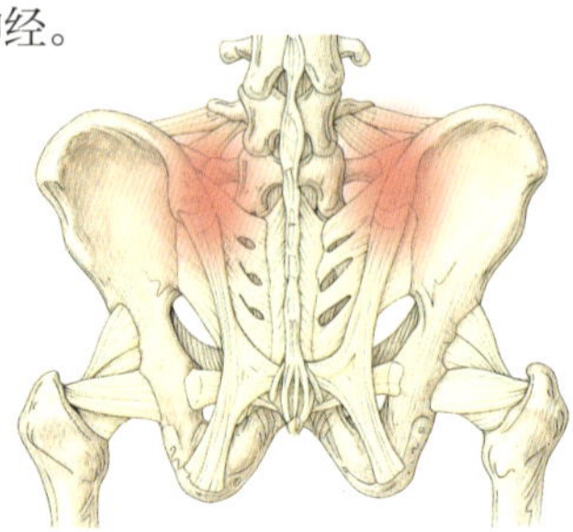

妊娠压迫： 孕晚期子宫增大压迫腰骶神经丛，产后多自行缓解。

糖尿病神经病变： 长期高血糖损伤神经微血管，导致坐骨神经炎症。

● 关键区别

腰椎管狭窄： 间歇性跛行（行走后疼痛加重，休息缓解），疼痛在站立或后伸腰部时加重，前倾可缓解。

腰椎间盘突出： 疼痛常伴随腰部僵硬，咳嗽、打喷嚏时加重，可能伴脚趾无力。直腿抬高试验：若抬腿30°~70°时疼痛加剧，可能提示腰椎间盘突出。

梨状肌综合征： 如果躺着的时候，别人帮你把一条腿伸直往上抬，抬到不到60°就开始疼，但继续往上抬，超过60°后疼痛反而减轻了，那就要考虑是不是梨状肌综合征。

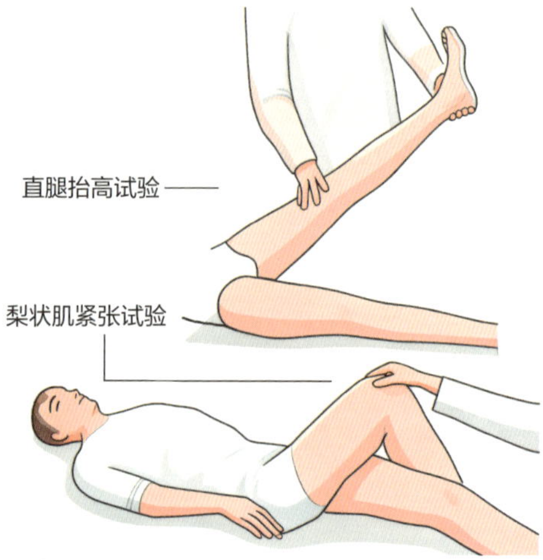

想进一步确认的话，可以做个梨状肌紧张试验，步骤很简单：先平躺在检查床上，两条腿都伸直；让别人帮忙，把你怀疑有问题的那条腿，往身体中间靠，同时稍微往里转；如果这时候臀部疼痛明显加重，接着再把这条腿往外打开、往外转，疼痛又马上缓解了，那这个试验就是阳性，基本能确定是梨状肌综合征在作祟。

◎ 科学应对：评估+针对性处理

若是由腰椎间盘突出或者梨状肌综合征引起的：

急性期：冰敷疼痛区，避免久坐，服用非甾体抗炎药（如布洛芬）。

缓解期：腰椎间盘突出：麦肯基疗法，如俯卧撑腰、神经松动术。

梨状肌综合征：拉伸梨状肌，如“跷二郎腿前倾”、泡沫轴放松臀部。

扫码观看
拉伸梨状肌

注意：疑似炎症性疾病或其他问题引起的疼痛，尽早就医排查。长期腰骶不适者，建议拍摄腰椎MRI或骨盆X线片以明确诊断，排除其他病变。

划重点：坐骨神经痛未必是腰椎间盘突出，需结合症状和检查明确病因；科学评估+对症干预，才能从根本上解决问题！

（唐远军，刘英奎）

肥胖会加重腰椎间盘突出吗？突出的椎间盘能缩回去吗

很多人在被腰椎间盘突出困扰时，总会忍不住琢磨：身上的赘肉会不会让这个问题更严重？

◎ 长胖了会加重腰椎间盘突出吗

● **体重增加对腰椎的影响**

腰椎是人体承重的核心部位，体重超标会直接增加腰椎间盘的压力。

压力倍增：体重每增加1千克，腰椎在直立状态下承受的压力会增加约4~5千克。

加速退化：长期超负荷会导致椎间盘脱水、纤维环磨损，更容易突出或膨出。

肌肉代偿：肥胖者核心肌群力量不足，腰椎稳定性变差，进一步加重椎间盘负担。

● **肥胖与腰椎间盘突出的恶性循环**

炎症反应：脂肪组织分泌的炎性因子可能加剧神经根周围的炎症，加重疼痛。

活动减少：肥胖者往往运动能力下降，导致腰背肌肉萎缩，腰椎保护机制减弱。

◎ 突出的椎间盘能“缩回去”吗

● 部分可吸收

突出的髓核可能被免疫系统逐步吸收，尤其是发病时间短、突出物体积大、患者年轻，重吸收概率较高，但需数月甚至数年。

纤维环破裂后无法自行修复，只能通过瘢痕组织稳定。

● 自愈≠痊愈

即使疼痛缓解，椎间盘结构仍可能异常，需长期强化核心肌群预防复发。

划重点：椎间盘治疗的核心在于缓解症状而非追求突出物吸收，症状缓解后仍需坚持康复锻炼以稳定脊柱、预防复发。

（唐远军）

走一小段路就腰痛，得蹲下歇会儿，此时的身体在提示什么

你有没有遇到过这种情况：出门买个菜、散个步，走不了几百米，腰就开始疼得不行，必须得蹲下来歇一会儿才能继续往前走？这种“走走停停”的腰痛看似普通，尤其在中老年人群中更为常见，却可能是身体发出的健康警报。

◎ 这种腰痛就是间歇性跛行

这种特殊类型的腰痛在医学上被称为间歇性跛行，特点是走一段路后必须蹲下休息，休息几分钟疼痛缓解后可以继续行走。这种情况多半是腰椎管狭窄症导致的。

◎ 间歇性跛行多由腰椎管狭窄症引起

● 什么是腰椎管狭窄症

腰椎里有个通道，叫腰椎管，里面装着脊髓和神经根。当你站立或走路，脊柱处于伸展状态，这会使腰椎管的空间变小，神经受到更多压迫。就像一根被挤压的软管，水流不畅，疼痛和不适就出现了。而蹲下时，脊柱像虾米一样弯曲，空间变大，神经压力减轻，疼痛自然就缓解了。这也就是为什么很多人说“蹲一会儿就好受多了”。

这种弯腰、坐着或蹲下等屈曲位缓解疼痛是腰椎管狭窄症的典型特征。

● 腰椎管变窄的原因可不少

骨质增生：年纪大了，腰椎就像用久的桌椅，容易“生锈长毛刺”——长出骨刺，也就是骨质增生。这些骨刺会挤占腰椎管的空间，把通道挤小了。

椎间盘突出：椎间盘就像腰椎之间的“垫片”，年轻时像充满气的气球，年纪大了就像漏气的皮球，要是它鼓出来了，也会占地方，压到神经。

韧带变厚：腰椎周围的韧带就像橡皮筋，用久了会变松弛、变厚。增厚的韧带会像城墙一样往中间挤，也会让通道变窄。

◎ 除了腰椎管狭窄症，还有哪些可能

腰痛不一定全是腰椎管狭窄症，还有其他可能性，去医院检查是最可靠的办法。

不过，也可以先做点简单的自我观察。

● 腰肌劳损

腰部的肌肉要是老绷着或累着了，比如站太久、走太多路，就可能像肌肉被揪着一样，酸酸胀胀的，休息后会缓解，但蹲下歇着不一定有用。就像跑步久了腿酸，是肌肉疲劳，不是管道堵车。

● 腰椎间盘突出

这个跟腰椎管狭窄有点像，但突出的是椎间盘，压到神经后不光腰痛，还会有腿麻、腿疼，像过电一样从腰一直窜到脚。打喷嚏、咳嗽时疼痛会加重，因为腹压增大，会挤到突出的椎间盘。缓解姿势可能是躺着或侧着身子，和蹲下关系不大。

● 骨质疏松

多见于老年人，尤其是绝经后的女性。骨质疏松导致脊柱稳定性下降，腰痛时间长，常常是隐隐作痛，长时间坐着或站着更明显，还可能伴随着身高变矮、驼背。

● 血管问题

有个叫“血管性间歇性跛行”的毛病，这种情况主要是腿疼，走几步就觉得小腿酸胀、发沉，必须停下休息，但腰不疼。因为腿部血管狭窄，供血不足，就像手机电量不足时自动关机，和腰椎没关系。

◎ 腰椎管狭窄症引起腰痛的紧急处理

歇一歇：别硬撑着走，累了就停下来，蹲着或坐着休息一下。

换个姿势：蹲下能行，靠墙站着或坐着也行，让腰椎弯起来，给神经“腾地方”。

试试物理治疗：用40℃左右的热水袋敷腰，每次15~20分钟，能促进血液循环。敷完后轻轻按摩腰部肌肉，从下往上推，别用力按压脊柱中间，每次不超过15分钟。

服药：疼得受不了，可以服用止痛药，消炎又止痛，但连续吃别超过3天，否则要找医生调整方案。

严重就手术：如果疼得实在厉害，走50米就疼，甚至晚上睡觉都疼，或者出现腿无力、大小便困难，影响生活，医生可能会建议做手术，把压着神经的地方“松绑”。

◎ 预防腰痛再来找麻烦

● 保持良好姿势，站好坐好

别老低头弯腰，别瘫在沙发上。每隔30分钟站起来活动两分钟，扭扭腰、伸伸懒腰。别长时间单腿受力，双脚微微分开，肚子微微收紧，就像当兵的“立正”姿势，脊柱挺直但不紧绷。

● 动起来

游泳、练瑜伽，或者打太极，能让腰部肌肉更有劲儿。

● 管住体重

胖了脊柱负担重，特别是肚子大的人，腰椎前凸增大，更容易磨损。

● 避免过度劳累

搬东西时先蹲下，用腿的力量站起来，

别直接弯腰搬。

抱东西时尽量靠近身体，用胸部抵住，减少腰部牵拉。

划重点：请把行走时的腰痛当作是身体发出的健康警示，当出现“行走-腰痛-蹲下缓解”的典型症状时，不要盲目按摩或贴膏药，更不能拖延就医，及时明确病因，针对性治疗。

（刘乾亮）

腰痛何时需要去医院

◎ 哪些情况必须立即就医

● 伴随严重症状或体征

· 下肢放射性疼痛、麻木或无力

若腰痛伴随臀部、大腿、小腿甚至足部的放射性疼痛、麻木或肌力下降，可能是腰椎间盘突出、神经根受压或椎管狭窄，需骨科或脊柱专科检查。

· 大小便功能障碍

突发或逐渐加重的尿失禁、尿潴留或排便困难，可能提示马尾神经综合征，如肿瘤压迫、严重椎管狭窄，需紧急就医。

· 夜间疼痛加剧或休息后不缓解

腰椎结核、肿瘤或炎症性疾病，如强直性脊柱炎，可能表现为夜间疼痛加重，需结合血常规、影像学检查明确病因。

● 持续时间或急性发作

· 疼痛超过 10 天或反复发作

慢性腰痛若持续超过10天或反复发作，可能提示腰椎退行性病变、腰肌劳损或潜在炎症，需排查器质性问题。

· 突发剧烈疼痛

无外伤史的剧烈腰痛：可能为肾结石、泌尿系统感染或主动脉夹层，需泌尿外科或急诊处理。

外伤后剧痛：尤其是老年人或骨质疏松者，需排除骨折。

● 伴随其他系统症状

· 泌尿系统症状

血尿、尿频、尿痛或发热，可能为肾结石、尿路感染或肾炎，需泌尿外科检查。

· 妇科或消化系统症状

女性腰痛伴白带异常、月经紊乱，可能为盆腔炎或子宫肌瘤；若伴腹痛、反酸，需排查消化系统疾病。

· 体重骤减、低热或盗汗

可能提示结核感染或肿瘤，需结合结核菌素试验或肿瘤标志物检查。

特定人群或特殊体征

· 青少年或年轻人群

若腰痛伴晨僵、活动后减轻，需警惕强直性脊柱炎；若为女性，需排除妇科炎症。

· 固定部位压痛或畸形

局部叩击痛、脊柱侧弯或活动受限，可能为椎体滑脱、骨质增生或脊柱畸形，需骨科评估。

· 外伤后活动受限

搬重物或跌倒后无法直立，需排除腰椎骨折或小关节紊乱，避免二次损伤。

◎ 第一次到医院一般会做哪些检查

腰痛的原因复杂，从肌肉劳损到肿瘤都可能引发，需通过系统检查明确病因。根据病情不同，医生通常会安排以下检查。

影像学检查：看清骨骼与软组织

· X 线检查

作用：初步筛查骨骼问题，如骨折、骨质增生、腰椎滑脱等。

特点：价格低、辐射小，但无法显示椎间盘或神经压迫情况。

· CT 扫描

作用：更清晰显示骨性结构，如椎管狭窄、椎间盘突出的骨性压迫。

特点：辐射较高，适合排查复杂骨折或术后复查。

· MRI（磁共振）

作用：金标准检查，可观察椎间盘、脊髓、神经根及软组织损伤，明确是否压迫神经。

特点：无辐射，但费用高，检查时间长，约30分钟。

无危险因素的急性腰痛：先尝试休息，若持续超过2周或加重，再考虑X线或MRI检查。

慢性腰痛或伴随下肢症状：直接选择MRI明确神经压迫情况。

实验室检查：排除全身性疾病

血液检查：如血沉、C反应蛋白、类风湿因子，用于判断是否存在炎症。

尿液检查：排查泌尿系统疾病，如肾结石、尿路感染，导致的牵涉性腰痛。

物理检查：医生的“触诊智慧”

直腿抬高试验：若抬腿时下肢放射痛，提示椎间盘突出压迫神经根。

压痛点检查：局部压痛可能提示肌肉劳损或韧带损伤。

神经反射测试：如膝跳反射减弱，可能与腰椎病变相关。

◎ “突出”和“膨出”哪个更严重

定义与区别

椎间盘膨出：椎间盘向后方均匀膨出，但未突破纤维环，可能无症状或仅轻微腰痛。

椎间盘突出：椎间盘突破纤维环，压迫神经根或马尾神经，常引发下肢放射痛、麻木甚至大小便失禁。

严重性对比

膨出：多数为退行性改变，若无神经压迫，可通过理疗、药物缓解。

突出：若压迫神经根，可能导致长期神经损伤，出现肌肉萎缩，需手术干预的概率更高。

● **关键判断依据**

症状：膨出可能仅表现为腰痛，而突出常伴随下肢症状，如坐骨神经痛。

影像学结果：MRI可清晰显示突出物是否压迫神经根或硬膜囊。

划重点：腰痛检查需结合症状选择项目，MRI是诊断椎间盘病变的“金标准”。椎间盘突出比膨出更易引发神经压迫，但严重性需结合临床症状判断。

（刘英奎）

腰围可以一直戴吗

急性腰痛来袭时，很多人会在医生建议下选择佩戴腰围。这看似简单的医用护具，实则暗藏使用门道——正确佩戴能为腰部提供支撑，辅助疼痛缓解与康复；而错误使用，不仅可能延缓恢复进程，甚至会带来新的健康隐患。

◎ 腰围：腰部的“急救铠甲”与“温柔枷锁”

● **转移腰部压力**

内部的弹性材料和支撑条组成“力学缓冲带”，把原本压在腰椎间盘和肌肉上的重量，悄悄转移到腰围上。就像给受伤的椎间盘放了个假，让它在低压力环境中慢慢修复。

● **让腰部动作更安全**

当你想弯腰捡东西时，腰围会轻轻“拽住”你：“动作太大啦！”同时，它用弹性束缚力圈出一个“安全活动区”，防止突然扭转或过度弯曲让损伤雪上加霜。

● **腰围是拐杖，不是轮椅**

如果连续3个月每天戴满12小时，你的腰肌会像被宠坏的孩子——“反正有腰围帮忙，我就偷个懒吧！”肌肉力量就会悄悄流失，反而让腰部变得更脆弱。就像长期穿石膏的腿会变细，腰肌“罢工”会让腰痛复发更频繁。

◎ 腰围何时戴？戴多久

● 适用场景

急性疼痛期：前2~4周的“黄金保护期”，包括：

闪腰后起身困难，如晨起突然腰痛；

腰椎间盘突出急性发作，像有根筋扯着痛；

搬运重物后腰部“拧着劲”疼；

此时每天佩戴不超过10小时，建议每2小时解开腰围，做5分钟腰部拉伸（如猫牛式）。

特殊职业防护：售货员、司机、教师等需久站久坐人群，可在工作时佩戴，下班到家立刻取下，让腰部“呼吸”。

术后、严重不稳者：腰椎术后患者：通常需佩戴6~8周，从硬质支具逐步过渡到软腰围。

腰椎滑脱患者：可能需要间断佩戴3个月以上，但必须每2周复查调整。这类人群的腰围就像定制西装，太紧会勒得心慌，影响呼吸循环，太松等于没穿，务必让医生现场调整松紧度。

● 禁忌场景

日常居家：做饭、散步、看电视时，让腰肌自己“干活”。

慢性腰痛者：越戴越弱！赶紧去练核心肌群。

睡觉时间：床垫才是腰部最好的“夜间保镖”。

● 腰围怎么选？如何脱？——选对腰围：尺寸不对，努力白费

量尺寸：用软尺绕肚脐上方2指，约髂嵴水平，选择比测量值大2~3cm的型号。

看结构：优先选4~6条小钢条的医用性腰围，钢条分布在脊柱两侧，像隐形的小夹板。

试松紧：戴上后能插入2指最理想，吸气时腰围不会跟着鼓起来。

● 脱腰围计划：给腰肌一个“复工过渡期”

第1周：从全天佩戴改为只在外出时戴。

第2周：仅限超1小时站立或超45分钟坐时佩戴。

第3周：只在提超过5千克重物时戴。

第4周：完全脱离！但搬重物前先做5分钟腰部激活操。

◎ 牢记这三条“红线”，避免踩坑

腰围≠治疗师：腰痛超过2周不缓解，出现腿麻、大小便异常，立刻去医院！腰围解决不了腰椎管狭窄、肿瘤等问题。

胖子先减重，懒人先改姿势：体重每增加1千克，腰椎在直立状态下承受的压力会增加约4~5千克！同时记住“三个90°”：坐姿时髋、膝、肘均呈90°，下巴后收避免“乌龟颈”。

运动护腰≠日常腰围：跑步、打球时可选带透气孔和弹性绷带的专业运动护腰，但平时别拿它当日常腰围用，太紧绷会影响运动灵活性。

划重点：科学佩戴腰围+规律核心训练+纠正生活习惯，才是腰部健康的“铁三角”。

（戢琴，刘乾亮）

◎ 硬床“护腰”的谣言从哪儿来

“睡硬床对腰好”的说法，最早源于骨科医生对腰椎间盘突出症患者的建议。医生本意是让患者别睡软到能把人陷进去的床垫，结果硬床莫名其妙成了“护腰神器”。

◎ 硬床的“坑腰”真相

腰部悬空，肌肉被迫“加班”

正常脊柱呈S型曲线，硬床无法贴合腰部凹陷，腰部悬空会迫使肌肉持续“加班”，长期如此可能引发腰肌劳损，甚至导致腰椎生理曲度变直。

骨头硌得慌，血液要罢工

肩、胯、骨盆这些骨性突起的部位在硬床上承受集中压力，影响局部血液循环，压久了可能出现麻木酸痛并且会导致夜间翻身的频率增加，直接影响深度睡眠质量。

越睡越直，脊柱变“钢板”

硬床对体重的分散能力差，长期侧睡可能引发脊柱代偿性侧弯，长期平睡可能让脊柱生理曲度消失，从S型变“一”字型，僵硬如钢板。

◎ 软床的“温柔陷阱”

那你以为软床就是天堂？错！软床像沼泽，身体陷进去，脊柱弯成“C”型，肌肉依然在“加班”。

◎ 选床垫的三大秘籍

3:1原则

每3cm厚的床垫躺下后下陷约1cm的中等硬度床垫最符合人体工程学。仰卧时手掌平伸，可紧贴颈、腰、臀下到大腿这三个地方的间隙，不能轻易穿插，侧卧时脊柱应保持水平直线。

体型、年龄决定床垫

胖子（BMI≥28）： 选稍硬床垫，避免腰臀部陷太深。

瘦子（BMI<18.5）： 优先支撑性好的床垫，别让骨头硌得慌。

青少年： 选下陷略多的床垫，毕竟他们“屁股轻、肩膀宽”。

老年人： 选稍硬床垫，预防骨质疏松引发的脊柱变形。

终极标准：睡醒不腰疼

如果起床后腰不酸、腿不麻，翻个身像“鲤鱼打挺”一样轻松，恭喜你选对了床。

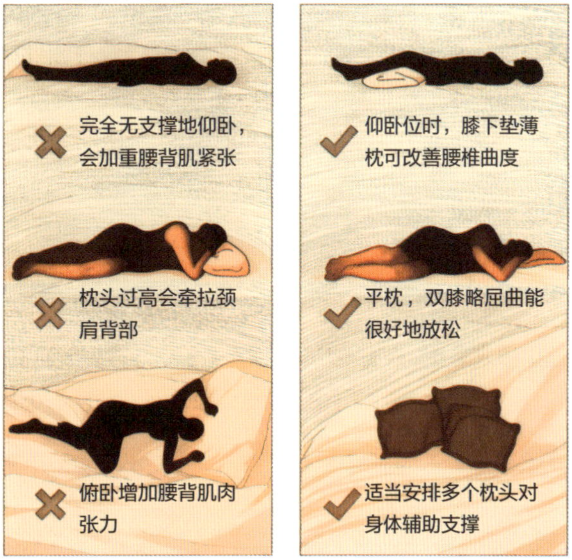

◎ 睡姿拯救计划

● 仰卧

膝盖下垫个5~8厘米厚的小枕头，让腰自然下沉，可以有效缓解椎间盘后突压力。

● 侧卧

两腿夹个10厘米厚的抱枕，侧腰下垫毛巾卷，特别适合孕妇和腰椎间盘突出患者。

● 趴睡狂魔

趴睡伤腰椎也伤颈椎，建议少用！

（刘乾亮）

吊单杠、爬行、倒着走能治腰痛吗

◎ 这些网红锻炼方法真的有效吗

最近几年，吊单杠、爬行、倒走等锻炼方式在社交媒体上颇为流行，不少腰痛患者纷纷尝试。这些方法究竟有没有科学依据？让我们一一分析。

● 吊单杠：短期缓解但非长久之计

吊单杠的原理是利用身体自重进行腰椎牵引。

当人体悬垂时，重力作用下椎间隙会轻微增宽，能暂时减轻椎间盘压力，缓解神经压迫症状。许多患者在吊单杠后确实感到腰部轻松，这是因为：椎间隙暂时增宽0.5~2毫米，局部肌肉得到放松，改善了局部血液循环。

但值得注意的是，这种效果是暂时的，落地后椎间盘压力很快恢复原状。而且，上肢力量不足者可能难以坚持足够时间，过度训练还可能造成肩袖损伤。

● 爬行锻炼：争议中的“复古运动”

人类进化到直立行走后，脊柱承重方式发生了根本改变。爬行确实能暂时减少腰椎压力，但也有其局限性。

可能的好处：分散脊柱压力，锻炼核心肌群，改善协调性。

潜在风险：手腕、膝关节负荷增加，动作不规范可能加重其他部位损伤，缺乏长期疗效证据。

目前医学界对爬行治疗腰痛尚无共识，建议谨慎尝试。

倒走：效果因人而异

倒退行走通过改变日常运动模式来调整腰部肌肉发力方式，其效果存在个体差异。

理论优势： 可以改变腰椎曲度，锻炼不常用的肌肉群，提高本体感觉。

注意事项： 需在安全平坦场地进行，可能增加跌倒风险，对严重腰椎不稳者可能不利。

◎ 科学护腰的三大原则

面对五花八门的锻炼方法，腰痛患者应遵循以下原则。

个体化原则

没有“放之四海皆准”的锻炼方案。选择前应考虑：①具体诊断，如椎间盘突出、腰椎滑脱、肌肉劳损等；②疾病阶段，如急性期、慢性期；③年龄和基础健康状况，运动习惯和能力。

循序渐进原则

从低强度开始，逐渐增加，出现疼痛立即停止，忌“痛并锻炼着”的错误观念。

综合管理原则

单纯依靠某一种锻炼难以解决所有问题，应结合：核心肌群训练，有氧运动，日常生活姿势调整，必要时医疗干预。

划重点： 腰痛管理是长期过程，贵在坚持科学方法，不盲目跟风网红疗法。当不确定某种锻炼是否适合自己时，咨询专业康复医师是最保险的选择。

（唐远军）

腰椎间盘突出必须手术吗？为什么做完手术还是会复发

◎ 腰椎间盘突出必须手术吗

大多数情况下不需要！80%的患者通过药物、理疗、锻炼等保守治疗即可缓解症状，仅少数严重病例需手术。

而手术也并非“一劳永逸”，而是解除神经压迫的“急救手段”。术后仍需结合康复锻炼和生活习惯调整。

非手术治疗的适用人群

症状较轻： 仅有腰部酸胀、偶尔疼痛，休息后可缓解。

神经压迫不严重： 未出现下肢麻木、无力或大小便失禁。

保守治疗有效： 通过卧床、牵引、针灸等方式症状可控。

手术的指征

保守治疗无效： 疼痛持续3个月以上，影响正常生活。

神经严重受压： 下肢麻木、无力加重，甚至出现肌肉萎缩。

马尾综合征： 大小便失禁、会阴区麻木，需紧急手术。

椎间盘病变过程

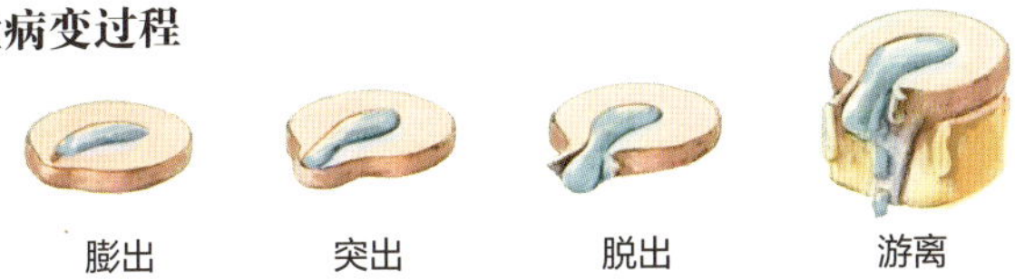

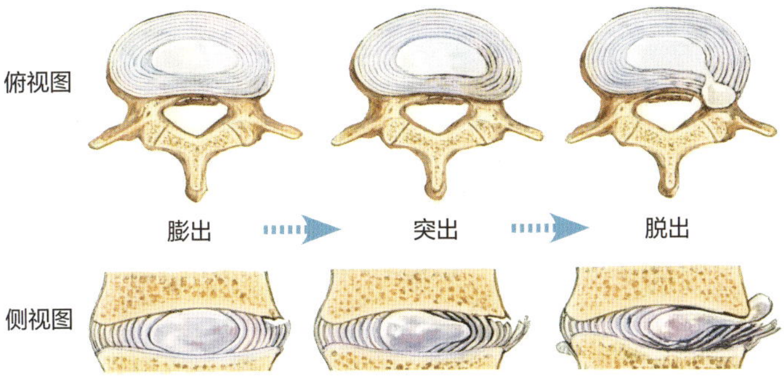

◎ 做完手术为什么还会复发

做完手术复发率约5%~19%，有这4个主要原因。

● 髓核切除不彻底

手术仅切除突出部分，残留髓核可能再次突出，尤其术后过早负重或姿势不当。

● 腰椎稳定性下降

手术损伤韧带或小关节，导致邻近椎间盘加速退变。

● 不良习惯未改

久坐、弯腰搬重物、久站等行为持续增加腰椎压力。

● 外伤或肥胖

剧烈运动或体重超标会加重腰椎负荷。

预防复发的关键

术后3个月内严格制动，避免弯腰提重物。

坚持腰背肌锻炼（如小燕飞、五点支撑），增强脊柱稳定性。

控制体重，减少腰椎压力。

划重点：腰椎间盘突出无法“根治”，但通过科学管理可长期控制症状，恢复正常生活。记住:急性卧床静养，慢性锻炼腰背，术后防护到位，复发风险可降。科学护腰，让椎间盘不再“突出”。

（刘英奎）

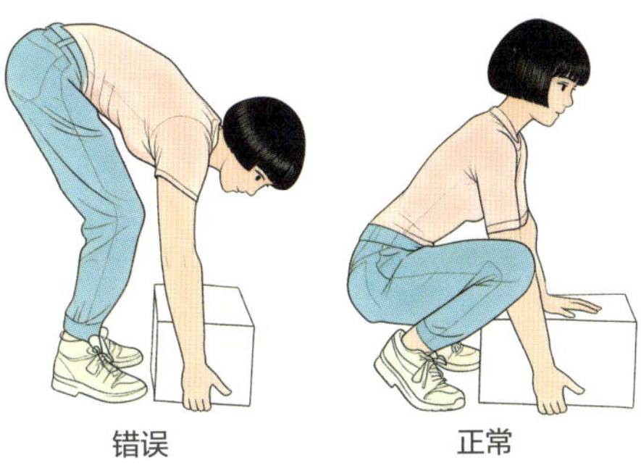

腰椎的养护，绝非等到疼痛发作才补救，而是要从日常细节入手，建立一套科学的防护体系。

◎ 腰椎到底在承受什么

腰椎承受的“压力”，远比我们想象中的重。站立时，腰椎承受约100%的体重压力；久坐时，压力骤增至140%；弯腰提重物时，压力甚至能达到体重的220%！体重每增加1千克，腰椎直立时的压力就会增加4~5千克。

人体不同状态下腰椎受力示意图

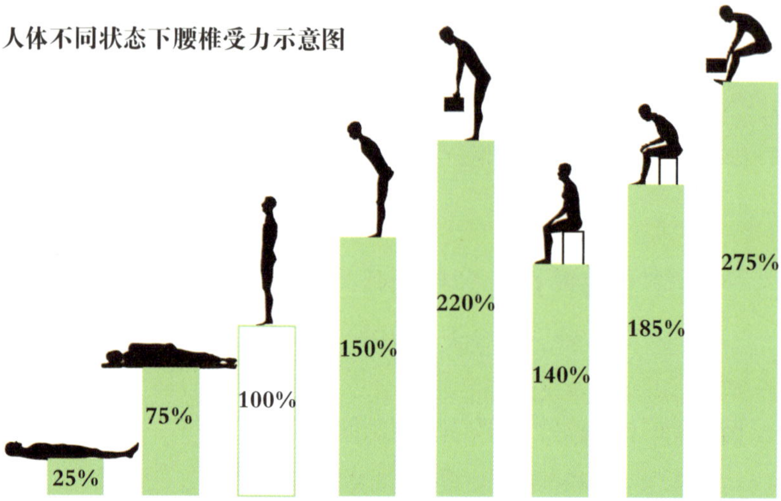

更值得注意的是，不良习惯会持续加重负担：久坐1小时，腰椎间盘的压力会累积上升；吸烟会加速椎间盘退变；突然弯腰、扭腰等动作，可能瞬间突破腰椎的承受极限。

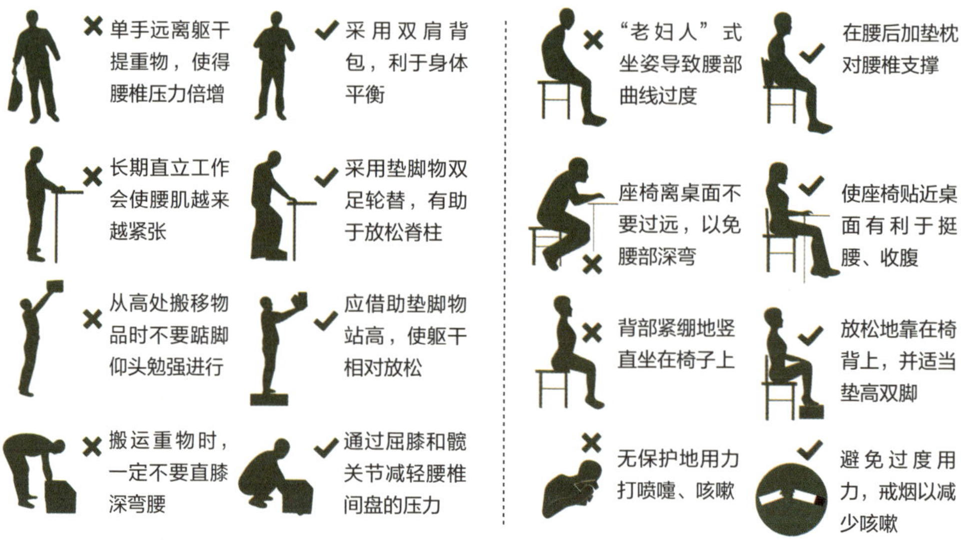

◎ 腰痛患者的科学锻炼指南：三阶段循序渐进

● 阶段一：急性期（1周内）

目标：减轻疼痛、消除炎症。

方法：冰敷疼痛区（每次15分钟，每日3次）。

服用非甾体抗炎药（如布洛芬，需遵医嘱），外用膏药（膏药可暂时缓解肌肉痉挛和疼痛，但药效无法深入，过度依赖膏药可能延误规范治疗，或导致病情加重）等。

短时间仰卧休息：卧床可减少椎间盘压力，缓解神经根压迫和炎症。急性疼痛期可短时间卧床，但需通过膝盖下垫枕头保持“腰椎中立位”。长期卧床会导致肌肉萎缩、血液循环变差，反而延缓康复。

● 阶段二：亚急性期（1~4周）

目标：恢复活动度，激活核心肌群。根据美国物理治疗协会的建议，不同类型的腰痛适合不同锻炼方式。

常见锻炼方法对比

锻炼类型	适用情况	注意事项
游泳（尤其蛙泳）	多数慢性腰痛	避免过度挺腰
平板支撑	核心肌群无力	量力而行，避免塌腰
瑜伽猫牛式	轻度椎间盘问题	动作轻柔缓慢
快走	退行性腰椎疾病	选择缓冲好的鞋子
麦肯基疗法	椎间盘源性疼痛	需专业指导

推荐动作（每周3次）

仰卧屈膝收腹：仰卧屈膝，收紧腹部使腰贴地，每日3组，每组8~10次。

猫牛式拉伸：四点跪姿配合呼吸交替拱背（呼气）和塌腰（吸气），增强脊柱灵活性并缓解腰痛。每日3组，每组8~10次。

扫码观看
猫牛式拉伸

● 阶段三：恢复期（1个月后）

目标：强化腰背力量，减少复发。

推荐动作（每周3次）

五点支撑法（初级）：仰卧屈膝，用双脚、双肘、后脑勺5点撑床，将臀部抬离床面，保持5秒~10秒后缓慢放下，每日3组，每组10~15次。

小燕飞（进阶）：俯卧位，双臂前伸，同时抬起头、胸和双腿，像小燕子展翅，保持3秒后放松，每日2组，每组8~10次。

死虫式：仰卧后交替伸展对侧手脚，呼气时下放，吸气收回，全程保持腰部紧贴地面，强化核心并缓解腰痛。每日3组，每组10~12次（左右交替为1次）。

扫码观看
强化腰背力量练习

◎ 日常护腰：三大关键措施

● 控制体重

BMI尽量控制在18.5~24。体重每增加1千克，腰椎在直立状态下承受的压力会增加4~5千克。

- **姿势管理**

避免久坐久站，每30分钟起身活动，坐姿时腰部垫靠枕，避免跷二郎腿。

- **睡眠姿势**

侧卧时双腿间夹枕头，仰卧时膝下垫薄枕，避免过软的床垫。

- **科学运动**

每周2次游泳、瑜伽、普拉提等低冲击运动最佳，必须避免的“危险动作”：仰卧起坐，站立摸脚趾，大幅度扭腰，负重深蹲，爆发性运动。

- **戒烟**

吸烟加速椎间盘退变。

◎ 什么情况需要手术

以下情况需考虑微创或开放手术：

保守治疗3个月无效，疼痛严重影响生活。

出现下肢肌力下降、大小便功能障碍。

划重点：1. 早发现早干预：轻微症状时及时理疗，避免拖成重度。

2. 生活习惯调整：避免久坐、穿高跟鞋、跷二郎腿，睡硬板床。

3. 综合治疗：药物+理疗+锻炼，比单一疗法更有效。科学康复=短期消炎+长期强化核心，才能从根本上解决问题！

（唐远军，刘乾亮）

第四章

下肢养护

下肢是身体的行走根基，
日常通勤、运动健身、家务劳作都离不开它，
却总容易被酸痛、卡顿、扭伤等小麻烦找上门！
这份从症状解读到应急处理，
从康复训练到日常防护的下肢养护指南，
其实都是生活中容易落实的实用方法。
一起来守护下肢的健康活力吧！

走路一瘸一拐，大腿根疼，是什么问题

大腿根部的腹股沟区疼痛、走路一瘸一拐，甚至夜间躺下都疼得睡不着，这些症状提示身体可能出现了什么问题？最常见的原因就是股骨头坏死。

◎ 如何判断是否为股骨头坏死

● 疼痛特点

位置： 主要集中在大腿根部内侧的腹股沟区，可能放射到臀部或膝盖，但很少到小腿。

性质： 早期是间歇性钝痛，走路、盘腿、下蹲等活动后加重，休息可缓解；晚期可能变成持续性疼痛，甚至晚上躺下也疼得睡不着。

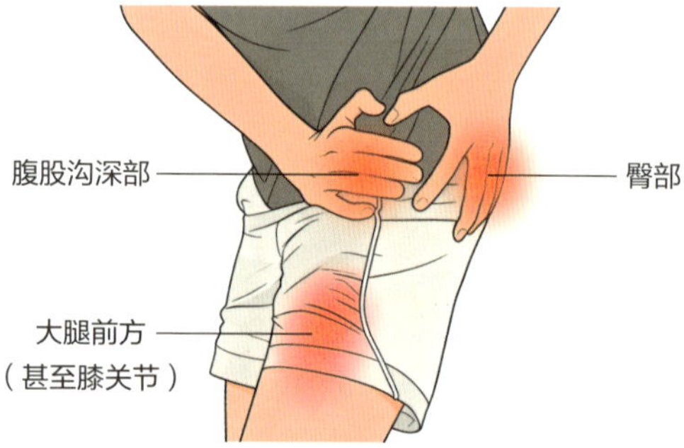

大腿根部疼痛示意图

伴随症状： 髋关节僵硬，早晨起床后活动不灵活、走路时患肢不敢用力出现跛行、下肢变短导致骨盆倾斜。

● 典型动作受限

无法轻松穿袜子、下蹲困难、盘腿疼痛，甚至翻身时突然刺痛。

◎ 警惕这些疾病也可能导致类似症状

髋关节骨关节炎： 多见于老年人，活动后疼痛加重，可能伴随关节弹响。

腰椎问题，如腰椎间盘突出： 疼痛从腰部放射到大腿后侧，可能伴下肢麻木。

肌肉拉伤或筋膜炎： 近期有运动或外伤史，疼痛集中在肌肉群，休息后可缓解。

滑囊炎或梨状肌综合征： 疼痛位于臀部或大腿外侧，按压时明显。

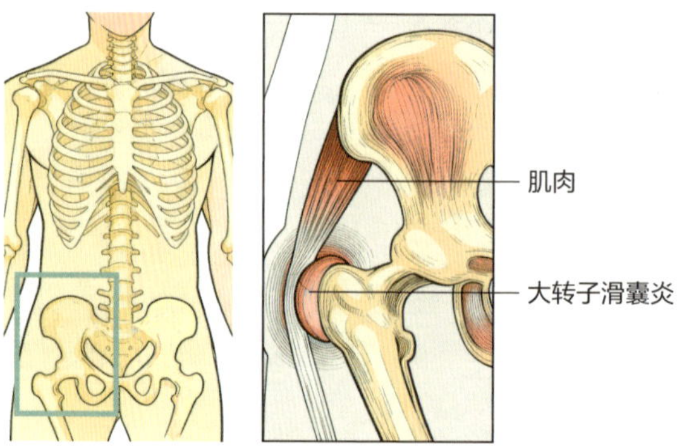

◎ 股骨头坏死的常见原因

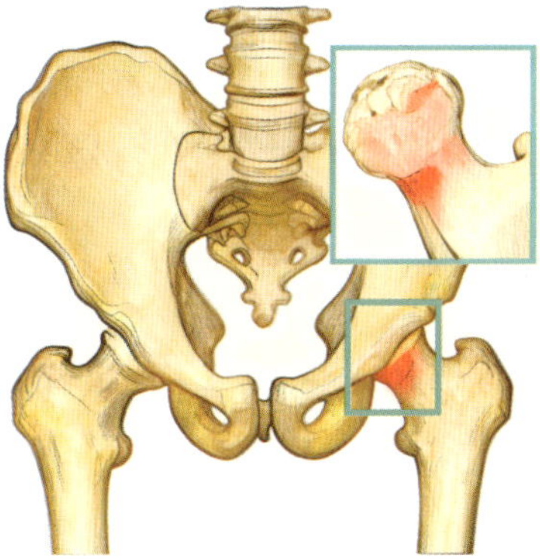

1. 酗酒：长期大量饮酒，比如每天喝2两以上白酒，会导致血管堵塞，切断股骨头的血液供应。

2. 滥用激素：长期大剂量使用糖皮质激素（如泼尼松）可能引发骨细胞缺血坏死。

3. 外伤：髋部骨折、脱位或长期过度运动（如足球、篮球）可能直接损伤股骨头的血管。

4. 其他疾病：如红斑狼疮、糖尿病、肥胖等也可能增加风险。

◎ 下列情况需要及时就医

● “4字试验”阳性

平躺抬腿，将脚踝放在对侧膝盖上，若髋关节疼痛明显，需警惕髋关节问题。

观察症状变化：若疼痛持续2周以上、夜间加重，或活动严重受限，建议尽早就医。

● 活动严重受限

出现无法下蹲、穿鞋穿袜困难、行走跛行或臀部摇摆，可能与髋关节炎、股骨头坏死或髋臼撞击综合征相关。

● 局部肿胀或发热

髋关节周围明显肿胀且持续不缓解，或皮肤温度升高并伴随全身发热，可能提示感染、炎症或肿瘤。

● 臀肌萎缩或肢体不等长

单侧臀部肌肉明显萎缩或下肢长度差异，可能与髋关节脱位、股骨头坏死或神经压迫有关。

● 反复发作的疼痛

活动后疼痛加重、休息缓解，反复持续数周以上，可能提示髋关节炎、滑膜炎或髋臼撞击综合征。

● 放射性疼痛

疼痛从髋部放射至膝盖、腰部或大腿后侧，需排查腰椎间盘突出、骶髂关节紊乱或股骨头坏死。

◎ 治疗：早干预是关键

● 早期治疗

减少负重：用拐杖减轻患肢压力，避免爬楼梯、久站。

药物治疗：如止痛药、改善微循环的药物。

物理治疗：高压氧、电疗等促进血液供应。

● 晚期治疗

手术：严重塌陷需“换关节”（人工髋关节置换术），术后多数患者可恢复接近正常行走。

划重点：大腿根疼+跛行可能是股骨头坏死的“求救信号”，但也可能与其他疾病相关。早期发现是关键：酗酒、长期用激素的高危人群或症状持续者，建议尽快做MRI检查。记住，股骨头坏死虽然听起来严重，但早干预可避免残疾，“坏死不可怕，可怕的是拖到晚期！”髋关节是人体的“承重柱”，保护它就像爱护汽车引擎——避免过度“超负荷”，定期体检，才能长久耐用！

（刘英奎）

一到降温、阴雨天膝盖就发僵、还疼，要去医院吗

又是下雨天，膝盖是不是又开始发胀、酸痛、发僵，比天气预报还准？老一辈常说“人老先老腿”，膝盖疼确实是中老年人的老毛病；可现在不一样了，健身房里、球场上，不少年轻人也总揉着膝盖喊疼。

膝盖一疼，不少人就犯愁：到底该去医院，还是自己贴膏药？

其实啊，不管是想解决疼，还是想护好它，都得先弄明白这膝盖到底是个啥“构造”。毕竟，我们的膝关节可是全身最脆弱的“零件”之一，想好好养护它，得先从了解它开始。

◎ 脆弱的膝关节

膝盖这地方看着简单，其实是个“精密仪器”。它由骨头、软骨、韧带、半月板、肌肉这些零件组成，哪个零件出问题都可能闹脾气。

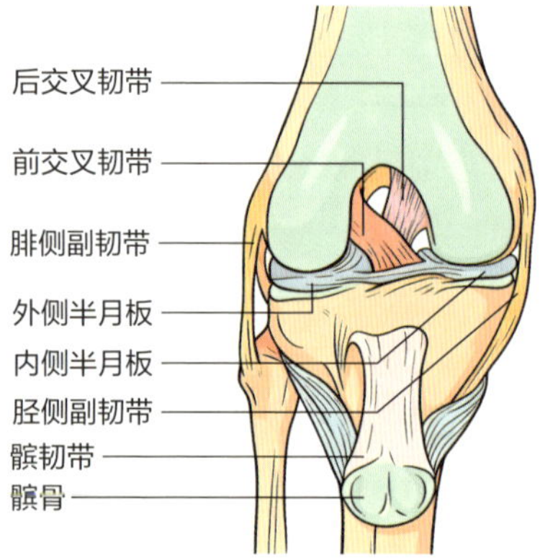

◎ 膝盖为啥会疼

咱们先把常见的“捣乱分子”列出来：

● 急性损伤：突然来的“暴击”

扭到、拉伤：打球时一个急停变向，膝盖“咔嗒”一声扭到了，可能是韧带或者半月板受伤了。

骨折、脱臼：摔了个屁股着地或者被车撞了，膝盖骨可能骨折，关节也可能错位，这时候膝盖会肿得像馒头，根本没法走路。

运动过度：平时不锻炼，周末突然跑个10公里，或者爬山爬太久，膝盖周围的肌肉、韧带累到“罢工”，就会酸胀痛。年轻人跟风跑马拉松，结果膝盖疼得直不起来。

● 慢性疾病：慢慢磨出来的毛病

骨关节炎：中老年人膝盖疼的“头号凶手”，就像机器零件用久了磨损一样，膝盖里的软骨变薄、粗糙，骨头直接摩擦，走路时会有“沙沙”的响声，早上起来膝盖发僵，活动一会儿才好点。

类风湿关节炎：这是免疫系统出问题了，把自己的关节当成“敌人”攻击，膝盖会又红又肿，早上起来僵硬得厉害，而且两边膝盖对称着疼。

痛风：爱吃海鲜、喝啤酒的人要注意了！体内尿酸太高，尿酸结晶跑到膝盖里，半夜能把人疼醒，膝盖又红又热，碰都不敢碰，就像有个小火炉在膝盖里烧。

其他原因：年轻人也逃不掉

髌骨软化症：年轻人上下楼梯时膝盖疼得厉害，尤其是下楼梯，感觉膝盖使不上劲，这可能是膝盖骨下面的软骨软化了。好多学生党、久坐族都有这毛病，坐久了站起来膝盖疼，走几步又好点。

腱鞘炎、滑囊炎：膝盖周围的“筋”（肌腱）或者“缓冲垫”（滑囊）发炎了，常见于经常蹲起、爬山的人，膝盖周围按压时疼，活动时还有“咯噔咯噔”的响声。

姿势问题：O型腿、X型腿、扁平足的人，膝盖受力不均匀，就像桌子腿歪了，时间长了膝盖会磨损疼痛。还有久坐族，一坐就是半天，膝盖长时间弯曲，也容易出问题。

◎ 膝盖疼要不要去医院

必须马上就医的“红色警报”（别犹豫，立刻去！）

疼得受不了，走不了路：受伤后突然膝盖剧痛，根本没法踩地，膝盖看起来歪歪扭扭的，可能是骨折、脱臼或者韧带断了。

肿得快、发烫：运动后或者没啥原因，膝盖突然肿起来，摸上去发烫，可能是里面有出血或者感染了。这时候千万别热敷，越敷越肿！

发热、打冷战：膝盖疼还伴有全身发热、怕冷，可能是关节感染了，比如化脓性关节炎，不及时治会烂骨头的！

晚上疼得睡不着：白天忙起来没感觉，晚上安静了膝盖一直疼，怎么躺都不舒服，这可能是比较严重的问题，比如肿瘤。

需要尽快看医生的“黄色预警”（一周内去检查）

上下楼梯疼，尤其是下楼梯：上楼梯时膝盖疼，可能是大腿肌肉弱；下楼梯疼得厉害，说明软骨或者半月板可能有问题了，这是早期信号，别拖到走平路都疼才去看。

早上起来膝盖僵30分钟以上：早上起床膝盖像生锈的门轴，活动半天才能伸直，可能是类风湿关节炎或者骨关节炎加重了。

膝盖卡住、响：走路时膝盖突然“卡住”动不了，过一会儿又好了，或者活动时听到“咔嚓、哗啦”的响声，可能是半月板撕裂、关节里有碎骨头渣。

坐久了站不起来：坐一会儿站起来得扶着桌子，腿发软使不上劲，说明膝盖周围的肌肉力量不够，得去找医生指导锻炼。

可以先观察的轻微症状（在家歇3~5天看看）

偶尔轻微酸痛，休息就好：比如久蹲、爬了一次山后膝盖酸，歇两天不疼了，可能是肌肉疲劳，没啥大事。

不肿、不烫、能活动：膝盖不红不肿，弯曲、伸直都正常，就是有点酸，可能是累着了或者受凉了。

有明确原因：比如穿了一天高跟鞋、搬了重物后膝盖酸，这种情况可以先热敷、休息，观察几天。

◎ 如何减轻膝盖困扰

运动时做好防护与强度控制

运动前充分热身，激活腿部肌肉；运动后及时拉伸放松，缓解肌肉紧张。运动时佩戴合适的护具，如护膝、髌骨带等，有效稳定膝关节，减少运动中关节摩擦和冲击。同时控制运动强度，避免长时间进行深蹲、爬楼梯等对膝盖压力较大的动作，选择骑自行车等对膝盖友好的运动方式。

● **雨雪天气尽量减少外出**

外出注意防护，以免淋湿身体。湿冷环境要少待，屋内要保持干燥、温暖。

● **注意保暖和防潮**

适时添加衣物，衣服要保持干爽。日常热水泡脚、夏季不要贪凉、必要时佩戴护膝保暖。

● **避免空调、风扇直吹身体**

在室内不贪凉，不要让冷风直吹身体。可以使用艾灸、热敷等方式改善腿部不适。

（刘乾亮，刘英奎）

年轻人上下楼膝盖痛，是老化还是病

◎ 年轻人膝盖痛的常见原因：疾病为主，而非自然老化

● **髌骨软化症（最常见原因）**

表现：上下楼梯时膝盖前侧疼痛，尤其是下楼时更明显，按压膝盖骨有压痛，久坐后起身或下蹲时疼痛加重。

原因：髌骨与股骨反复摩擦导致软骨磨损，常见于长期跑步、爬山、跳跃的人群，或因先天髌骨位置异常，如“膝盖外翻”引发压力失衡。

关键点：属于早期软骨损伤，若不干预可能发展为骨关节炎。

● **半月板损伤**

表现：膝盖内侧或外侧疼痛，活动时可能伴随“咔嗒”弹响，严重时出现关节卡锁，无法伸直或弯曲。

原因：多因突然扭转、急停或外伤导致，常见于篮球、足球等剧烈运动爱好者。

● **滑膜炎**

表现：膝盖肿胀、发热，活动时疼痛加剧，可能伴随积液。

原因：感染、过度运动或自身免疫疾病，如痛风、类风湿性关节炎均可诱发。

● **韧带损伤**

表现：膝盖内侧或外侧撕裂样疼痛，可能伴随关节不稳、肿胀。

原因：运动中急停、跳跃落地不稳等导致韧带拉伤或撕裂。

● **其他原因**

生理性因素：体重过重、久坐缺乏锻炼导致肌肉无力，增加膝关节负担。

早期骨关节炎：极少数年轻人因遗传、肥胖或长期过度负重，如重体力劳动可能提前出现软骨退变。

关键结论：年轻人膝盖痛多为疾病或损伤引起，而非自然老化。若疼痛持续超过2周或伴随肿胀、弹响，需及时就医。

◎ 如何判断是“老化”还是“病”

● 年龄与症状的关联性

老化（骨关节炎）：多见于40岁以上，晨起关节僵硬，超过30分钟、活动后疼痛加重，X光可见骨刺和关节间隙狭窄。

疾病（如髌骨软化症）：年轻人突发疼痛，无晨僵，X光早期可能无异常，但MRI可显示软骨磨损。

● 日常表现对比

特征	老化（骨关节炎）	疾病（如髌骨软化症）
疼痛时间	晨起僵硬，全天持续	活动后明显，休息缓解
关节变形	明显内翻或外翻畸形	无畸形
影像学检查	骨刺、间隙狭窄	软骨损伤、无骨刺

● 自测方法

髌骨按压试验：按压膝盖骨上下移动，若疼痛或摩擦感明显，提示髌骨软化。

单腿下蹲测试：若无法完成或疼痛加重，可能为肌肉无力或关节损伤。

（刘英奎）

三大日常习惯+肥胖，膝关节的『隐形杀手』

膝关节是人体最大、最复杂的承重关节，每天默默承受着数倍体重的压力。然而现代人习以为常的爬楼梯、久站、久蹲等动作，以及肥胖问题，正在加速它的“报废”进程。今天我们就来揭开这些“隐形杀手”的真面目。

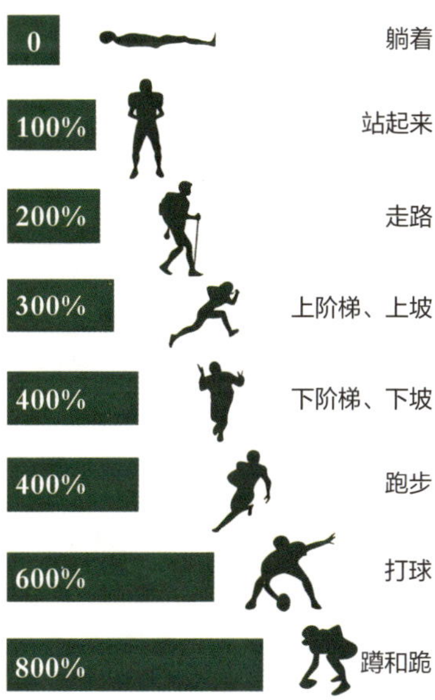

◎ 三大日常习惯：温柔的“膝盖杀手”

● 爬楼梯：被误解的“健康运动”

爬楼梯是很多人日常生活中不可避免的行为，比如住在没有电梯的老旧小区，又或是把爬楼梯当作免费健身房，但却不知每一步都在透支膝盖寿命。

以一个60千克体重的人为例，下蹲时膝盖要扛起480千克重物，相当于一头黄牛的重量。

长期反复承受这样的高压会像砂纸一样磨损软骨，软骨表面的光滑度下降，缓冲和减震功能减弱。软骨下的骨质也会因为过度受力而出现增生、硬化等问题，最终可能导致膝关节骨性关节炎的发生。

当然，这并不意味着爬楼梯就完全是坏事。对于身体健康、膝盖没有病变的年轻人来说，适度爬楼梯可以增强下肢肌肉力量，提高关节稳定性。

对于年轻人，建议每周爬楼梯不超过3次，每次连续爬楼梯的层数控制在10层以内。

若在爬楼梯时，出现膝盖疼痛、酸胀、无力，或呼吸急促、头晕等不适症状，应立即停止，这说明当前运动量已经过度。此外，若运动后的第2天，膝盖疼痛持续不缓解，甚至出现肿胀，或者感到极度疲劳、影响正常生活，也表明前一天爬楼梯的强度过大。

对于中老年人、肥胖者以及已经患有膝关节疾病的人来说，爬楼梯则需要更加谨慎，最好选择乘坐电梯，以减少对膝盖的伤害。

如果必须要爬楼梯，也需要注意科学上下楼梯：

挺直腰背，身体重心稍向后移，减少对膝盖的压力；

尽量少提重物；

手扶栏杆借力，减轻膝盖负担；

痛侧腿先下楼梯，健康腿先上楼梯。

● 久站工作：慢性磨损的“温柔刀”

很多职业需要长时间站立，如教师、服务员、售货员等。久站看似没有剧烈的动作，但对膝关节的损害却在不知不觉中发生。长时间站立会导致：

关节润滑液分泌减少，软骨弹性下降；

腿部肌肉疲劳，关节稳定性变差；

静脉回流受阻，加速组织退化。

所以，工作时要穿舒适、有良好支撑的鞋子，鞋底要有一定的弹性，能够缓冲地面的冲击力。每隔30分钟就活动一下膝关节，做踮脚、抬腿等动作，促进血液循环。

● 蹲跪干活：压力最大的姿势

蹲着干活在日常生活中也很常见，比如蹲在地上擦地板、择菜、洗衣服等。然而，蹲着时膝盖的弯曲角度很小，约承受8倍体重压力。这种极端压力会导致：

软骨细胞被挤压破裂；

半月板后角撕裂风险增加；

髌骨与股骨摩擦加剧。

所以，如果不得不蹲着，建议改用小板凳坐着干活，或每15分钟起身活动。

◎ 肥胖：压在膝盖上的“五指山”

肥胖是膝盖的“隐形杀手”，体重每增加1千克，膝盖承受的压力会增加3~4千克。体重与膝关节健康呈指数级关系：

- 超重人群（BMI25-29.9千克/米^2）的膝关节骨关节炎发病风险升高2.45倍，而肥胖人群（BMI≥30千克/米^2）的风险直接跃升至4.55倍，且BMI每增加5千克/米^2，风险便上升35%。

- 肥胖者膝关节软骨厚度减少速度是正常体重者的2倍。

这就像地基无法承受超高层建筑，肥胖者的膝盖长期处于“超载”状态，软骨边缘加速磨损，最终导致关节畸形。因此控制体重，是保护关节的首要任务。

（刘乾亮）

膝盖疼痛能否运动

◎ 急性期（疼痛明显时）

必须静养：若膝盖肿胀、红肿热痛或活动时剧痛，需立即停止运动，以冰敷、加压包扎、抬高患肢为主。

禁忌运动：跑步、爬山、跳跃、深蹲等高冲击动作均不可做，避免加重损伤。

◎ 恢复期（疼痛缓解后）

逐步试探：从低强度、低冲击运动开始，如游泳、骑行、快走等，观察膝盖反应。

力量训练优先：通过靠墙静蹲、直腿抬高等动作强化股四头肌、腘绳肌，提升关节稳定性。

◎ 完全恢复期（无疼痛且功能正常）

可尝试跑步：从短距离慢跑开始（如5千米），配速控制在8分钟/千米以上，避免陡坡或坚硬地面。

谨慎爬山：需确保腿部肌肉力量恢复，佩戴护膝并选择平缓路线，避免频繁上下坡。

（刘英奎）

膝盖肿胀是积液了吗

◎ 膝盖肿胀，是“积水”还是别的问题

膝盖肿≠积液！

当我们发现膝盖突然肿得像个小馒头，用手按一按，感觉皮肤绷得紧紧的，甚至有“水晃来晃去”的波动感——很多人第一反应就是“膝盖积水了”。这里说的“水”，在医学上叫关节积液。其实，我们的膝盖本来就有“润滑油”——健康膝关节里有5~10毫升的关节液，大概相当于一茶匙的量，负责润滑关节、滋养软骨、排出代谢废物。但当膝盖受伤或生病时，分泌关节液的滑膜就像开足马力的工厂，生产过多液体排不出去，就会积在关节里，导致肿胀、疼痛，甚至弯腿都困难。

除了关节积液，还有这些常见原因：

● 膝盖周围软组织受伤

比如跑步时不小心扭到膝盖，当时膝盖就肿起来，可能是膝盖周围的肌肉、韧带里面的血管破了，出血了。这种肿胀往往集中在扭伤的地方，比如膝盖内侧或外侧，按上去疼得厉害，但不像积液那样“软趴趴有水感”。

● **关节损坏**

半月板撕裂、前交叉韧带断裂这些问题，不仅会让关节积液，破损的"零件"本身也会让膝盖肿起来。这类肿胀通常伴着剧痛，走路时膝盖可能突然"卡住"动不了，上下楼梯尤其费劲。

● **膝盖老化或畸形**

上了年纪的人，膝盖像"生锈的机器"，软骨磨损、骨质增生会刺激滑膜发炎，产生积液，严重的膝盖本身也会变形。还有些人天生关节发育不好，也会让膝盖看起来肿肿的。

● **全身性疾病在膝盖的表现**

痛风患者发作时，膝盖会又红又肿又烫，像被火烧一样——这是尿酸盐结晶在关节里"捣乱"；类风湿性关节炎患者则可能双侧膝盖都肿，早上起来僵硬得像"生锈的门轴"。

◎ 如何初步判断是不是积液

● **看肿胀"长相"**

积液引起的肿胀像"发面馒头"，整个膝盖均匀肿起来，尤其是髌骨上方的"髌上囊"（膝盖骨上方的小袋子）鼓得最明显，摸上去像充了水的气球，有弹性和波动感。对比一下：软组织肿胀可能只在某个部位鼓包，比如膝盖外侧，摸起来硬硬的，压痛明显但没水波感。

● **做个"浮髌试验"**

膝盖伸直放松；一只手压在髌骨上方的软肉处（髌上囊），向下推，把"水"挤到关节里，另一只手食指轻轻按髌骨，如果感觉髌骨像浮在水上的木板一样弹起来，说明可

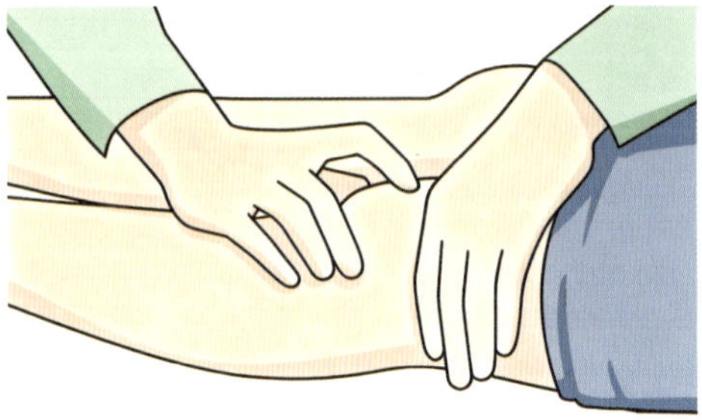

能有积液。

但是少量积液可能试不出来，所以如果膝盖肿得轻但总不舒服，别犹豫，赶紧去医院！

● **如果肿胀同时有这些情况需赶紧就医**

一活动就疼，膝盖弯不到底或伸不直；

膝盖发热，甚至全身发烧、没力气；

肿胀超过3天不消退，或者反复肿起来。

● **医生会做哪些检查**

超声：能直接看到有没有积液、有多少，还能看滑膜有没有增厚。

X线：主要看骨头有没有问题，比如骨折、骨质增生。

MRI（磁共振）：能看清半月板、韧带、软骨有没有破口，适合怀疑韧带撕裂或半月板损伤的人。

关节穿刺抽液：如果积液多，医生会用细针抽点"水"化验，看看是炎症、感染还是痛风引起的。

◎ 积液能抽吗

● **不需要抽的情况，别瞎折腾**

少量积液，膝盖不疼不痒，比如运动后轻微肿胀，休息几天自己就消了。

老年人膝盖偶尔有点胀，没有明显疼痛，急性期通过冷敷、抬高腿就能缓解。

48小时内刚扭伤的膝盖，这时候抽液可能加重出血，先乖乖冷敷止血。

● **需要抽的情况，别硬扛**

膝盖肿得像气球，走路都打弯，抽液能快速减轻压力，就像“给轮胎放气”。

比如膝盖又红又烫，抽出来的液体浑浊发臭，怀疑感染时，抽出的积液需要化验，针对性用抗生素。

如果需要往关节里打消炎的激素或者润滑的玻璃酸钠，先抽掉旧积液效果更好。

● **抽积液的“好处与风险”**

好处：快速消肿止痛，走路轻松了；化验积液能揪出是痛风、感染还是其他问题，避免误诊。

风险：反复抽液可能增加感染概率；比如韧带没修好、炎症没控制这些病根没解决，抽完还会积液，就像“没关水龙头，光舀水没用”。

别觉得“抽得越干净越好”，少量积液身体自己能吸收。

◎ 不抽积液的保守治疗法

● **保守治疗——大多数人适用**

1. 休息第一：减少爬山、爬楼梯、跑步等“伤膝”活动，急性肿胀期尽量少走路，让膝盖“歇口气”。

2. 冷敷vs热敷，时机要记牢：

急性期（72小时内）：用冰袋裹毛巾冷敷，每次10~15分钟，每天3~4次；

慢性期（72小时后）：用热毛巾或暖水袋热敷，温度38℃~42℃，每天2~3次，每次15~20分钟，持续1周，促进血液循环，帮助积液吸收。

冷敷与热敷仅适用于创伤性、退行性引起的膝关节积液，且需根据急性期或慢性期进行合理选择；若积液由感染、肿瘤、凝血功能障碍等因素引起，或局部皮肤周围有伤口、溃疡、湿疹等，则需优先治疗原发病。此外，需避免直接热敷膝关节后方，肥胖或关节退变患者可能需要延长热敷周期，具体需结合医生评估，而急性痛风性关节炎患者则严禁热敷。

3.吃药与理疗：疼得厉害时，服用止痛药，但需饭后吃，避免伤胃。

痛风患者需吃降尿酸药；类风湿患者可能需要用抗风湿药。

超短波、红外线理疗能帮膝盖“消肿化瘀”，可以去医院做。

● **手术治疗——严重情况才用**

如果是半月板撕裂、韧带断裂、严重骨关节炎导致的积液，可能需要：

关节镜手术：打个小孔，用“迷你摄像头”进去修补破损的半月板、清理发炎的滑膜，就像“关节里的微创手术”。

关节置换术：适合老年人膝盖严重磨损、变形的情况，换个“人工膝盖”，让走路不再疼。

◎ 这些误区，坑了很多人

● **误区1：抽积液会“抽坏膝盖”，能不抽就不抽**

真相：正规操作下抽液很安全，就像“打针抽血”一样。如果积液太多不抽，关节里压力太高，会像“泡在水里的馒头”一样，软骨会被“泡坏”，反而增加粘连、僵硬的风险。

● **误区2：抽完积液就万事大吉**

真相：抽液是“治标不治本”，比如痛风患者不控制尿酸，抽完还会肿；韧带断了不手术修复，积液会反复来。

误区3：膝盖积液必须手术

真相：80%以上的积液通过休息、吃药、理疗就能好，只有严重损伤或退变才需要手术。别一听说“积液”就着急手术！

误区4：热敷“包治所有肿胀”

真相：急性扭伤或膝盖处在红、肿、热、痛的炎症期，如果热敷，会让血管扩张，加重肿胀，就像“火上浇油”！这时候只能冷敷！

◎ 记住这三点，少走弯路

1. 早检查：膝盖肿超过3~5天没好转，或者疼得睡不着、发热，需赶紧去骨科或风湿科。

2. 听医嘱：别自己乱贴膏药、按摩，尤其是怀疑韧带断裂时，乱按可能加重损伤。

3. 防复发：好了以后别大意，控制体重，避免久坐久站，注意膝盖保暖，每年做一次膝关节超声体检，尤其是中老年人和运动爱好者。

划重点：膝盖肿胀别慌，先观察是“均匀肿”还是“局部肿”，试试浮髌试验，治疗的关键是“找病因”，抽液只是辅助。

（刘乾亮）

贴膏药能治好膝盖疼吗

好多人膝盖疼了先贴膏药，觉得“哪疼贴哪，方便又有效”。咱先说说膏药的好处：它里面有活血化瘀的中药或者止痛的成分，贴在皮肤上能让药物渗进去，暂时缓解疼痛和炎症，就像给膝盖敷了个“止痛面膜”。但它有3个大问题。

只能治标，不能治本：要是肌肉拉伤、轻微扭伤，贴膏药能减轻症状；但要是半月板撕裂、骨关节炎，膏药根本解决不了软骨磨损、韧带撕裂的问题，就像房子漏雨了，你在墙上贴个补丁，里面还是漏的。

可能掩盖病情：有人膝盖疼了就一直贴膏药，结果疼了半年才发现是半月板撕裂，耽误了最佳治疗时间，最后不得不做手术。

容易过敏：好多人贴完膏药皮肤发红、起疹子、痒得厉害，尤其是夏天出汗多，贴久了更容易过敏。

◎ 啥时候能贴膏药

运动后肌肉拉伤、轻微扭伤：刚扭到膝盖时别贴膏药，先冰敷24小时，过了72小时后可以贴点含薄荷脑的冷感贴，比如氟比洛芬凝胶贴，能减轻疼痛和肿胀。

天冷膝盖僵硬、受凉疼：冬天膝盖怕凉，贴个温热型的膏药，比如含辣椒碱的，能让膝盖暖和点，舒服些。

骨关节炎发作期辅助治疗：这时候贴膏药是辅助，吃药、理疗才是核心。

◎ 贴膏药注意这三点

选对膏药：刚受伤选冷感贴，疼了很久选温热贴，别弄反了。

别贴太久：一次贴不超过8小时，皮肤破了、有伤口的地方别贴。

无效就停药：贴了3天膝盖还疼，或者越贴越肿、发热，赶紧撕下来，别硬贴，赶紧去医院。

（刘乾亮）

半月板坏了能自愈吗

◎ 半月板是什么？为什么容易受伤

你有没有试过跑步时突然扭到膝盖，或是打球急停转身时听见“咔嗒”一声？这种情况很可能伤到了膝关节里的“关键零件”——半月板。它就像两块月牙形的“减震垫”，稳稳地垫在大腿骨和小腿骨之间，不仅能帮我们缓冲走路、跳跃时的冲击力，还能像“隐形支架”一样维持膝盖稳定。但这个重要的结构特别怕“急转弯”，当我们在运动中突然扭转膝盖，比如踢足球变向、篮球急停起跳时，半月板就容易被挤压、撕裂。

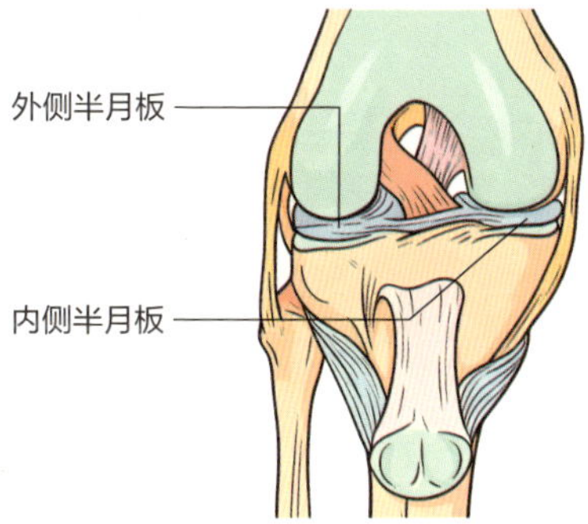

◎ 半月板损伤能自己长好吗

答案是：分情况。

半月板从外到内就像一条“血液供应递减带”：最外圈的红区血管丰富，就像小区门口有快递站，营养和修复细胞能快速抵达；中间的白区几乎没血供，相当于偏远山区，快递很难送到位；红白交界区则介于两者之间。年轻人的身体修复能力强，半月板受伤后恢复机会更大；但40岁以上人群的软骨开始老化，自愈难度明显增加。

具体到损伤恢复：位置和程度是两大关键因素。

如果损伤在红区，且只是小裂口，就像衣服开了个小口子，通过休息、少走路，身体自己就能慢慢“缝补”。但要是伤到白区，比如中央部位出现大裂口，就像布料彻底撕开，不借助外力几乎没法复原，通常需要手术帮忙。至于红白交界区的损伤，虽然恢复希望不大，但及时手术缝合，仍有机会“抢救”。

从损伤程度看，轻度损伤（1~2度）只是轻微肿胀或小撕裂，通过打石膏、做理疗就能慢慢恢复；但重度损伤（3度），也就是完全撕裂，膝盖会出现卡顿、突然卡住动不了的情况，这种必须尽快手术，否则长期疼痛不说，还可能引发关节炎。

◎ 必须做手术吗

并非所有半月板损伤都需要手术。

如果膝盖频繁卡住、走路突然发软，或者伸不直腿，说明撕裂的碎片卡在关节里捣乱，必须手术清理。

核磁共振显示3度损伤，保守治疗效果不好的，也得手术。

运动员或经常干重活的人，哪怕是轻度损伤，为了恢复关节功能，也可能需要手术。

要是同时伴有韧带断裂，更得通过手术“一站式修复”。

对于轻度损伤且没有明显症状的患者，或者老年人、活动量少的人群，通过理疗、康复训练，也能缓解疼痛、改善功能。

◎ 带护膝能预防半月板损伤吗

护膝就像膝盖的保镖，既能拦住膝盖乱晃，又能从外面撑住关节，让膝盖稳稳当当的。在打篮球、踢足球等变向多的运动中，它可辅助肌肉和韧带控制膝盖活动范围，避免“越界”超过正常承受范围，降低半月板受伤风险；此外对于股四头肌等膝盖周围肌肉力量弱的人，还能弥补肌肉保护不足的缺口。

不过得注意，护膝终究是辅助工具：运动过猛，比如激烈对抗赛时，它可能也“打不住”，而且长期依赖会让膝盖周围肌肉变懒，反而更易受伤。

（刘乾亮）

膝盖痛必须做手术吗

大部分膝盖疼不用手术，只有20%的人需要。要不要做手术，看这三个条件。

◎ 看病情严重程度

轻度（软骨轻微磨损）：先保守治疗，比如吃点止痛药、热敷、超声波等理疗、关节打玻璃酸钠，平时加强锻炼。

中度（半月板撕裂、关节有碎渣）：做关节镜微创手术，医生通过一个小切口，缝合撕裂的半月板或者冲走碎渣，伤口小，恢复快，术后几天就能走路。

重度（软骨磨没了、关节变形）：这时候得换人工膝关节，把磨损的关节面换成金属和塑料的，术后2天就能下地，15年有效率超过90%。现在技术成熟，70岁以上的老人也能恢复得不错。

◎ 看对生活质量的影响

要是膝盖疼得走不了路，晚上疼得睡不着，就算X片看起来不是特别严重，也得考虑手术。

◎ 看保守治疗有没有效

如果吃药、理疗、锻炼都坚持了3~6个月，膝盖还是疼，赶紧找医生评估要不要手术。

老年人也别担心年龄大不能手术，只要心肺功能还行，年龄不是拦路虎。

（刘乾亮，唐远军）

膝盖保养秘籍：从现在开始护好腿

◎ 日常护理：从细节保护膝盖

控制体重：对胖人来说，减肥就是最好的“保膝药”。体重每增加1千克，膝盖承受的压力会增加3~4千克。BMI＞24者［BMI=体重（千克）÷身高（米）的平方］减重5%~10%可显著缓解关节负担。

穿对鞋子：跑步、运动时穿带气垫的运动鞋，能减少膝盖受到的冲击。高跟鞋会增加膝盖的压力，长期穿容易导致膝盖磨损。平时优先穿平底鞋，非得穿高跟鞋的话，别超过5厘米，每天别穿超过4小时。

环境防护：避免倾斜的硬质路面，优选塑胶步道。寒冷会减少滑液分泌，血管收缩导致膝盖僵硬。建议避免空调、风扇直吹，冬季佩戴保暖护膝或贴发热贴，避免久处湿冷环境。

戴护膝≠万能：疼痛时可以戴护膝固定关节，但长期戴会使肌肉萎缩，平时走路没必要戴。搬重物时先蹲下再起身，避免膝盖前突。避免在坚硬地面跑步，而是选择塑胶跑道。

◎ 科学运动：选择低冲击活动，别过度用膝盖

运动前热身：不管是跑步、打球还是爬山，先活动5~10分钟，压压腿、扭扭膝盖，让肌肉和关节热起来，避免突然发力拉伤。

选对运动：跑步、爬山对膝盖冲击大，体重胖的人、中老年人可以换成游泳、骑自行车，既能锻炼又不伤膝盖。

推荐运动：游泳、水中运动，关节零负重，水的浮力减轻关节压力，尤其适合早期关节炎患者或肥胖人群；骑自行车，坐垫承重90%，平路骑行可增强腿部肌肉，减少膝关节负荷，记住一定要将座位调高，膝盖不能弯曲超过90°；健步走，选择平坦路面，避免上下坡，每日30~60分钟为宜。瑜伽、

太极：低强度拉伸可改善关节灵活性，但需避免过度下蹲。

禁忌运动：高冲击运动，如爬山、深蹲、跳绳、高强度跑步等易加速关节磨损；高风险动作，长时间跪坐、盘腿或提重物，可能增加髌骨压力。

别跟风锻炼：根据自己的体力来，每周运动3~5次，每次30~60分钟，心率控制在最大心率的60%~70%（最大心率估算：220-年龄），微微出汗就行。

◎ 强化肌肉力量：加强膝关节稳定，疼痛急性期别做

● 股四头肌训练

股四头肌拉伸：站立位，右腿弯曲，脚跟靠近臀部，右手抓住脚踝，使脚跟贴着臀部，保持30秒，1日3组，左右腿交替。注意可以扶墙保持骨盆稳定防止前倾和腰椎伸展。

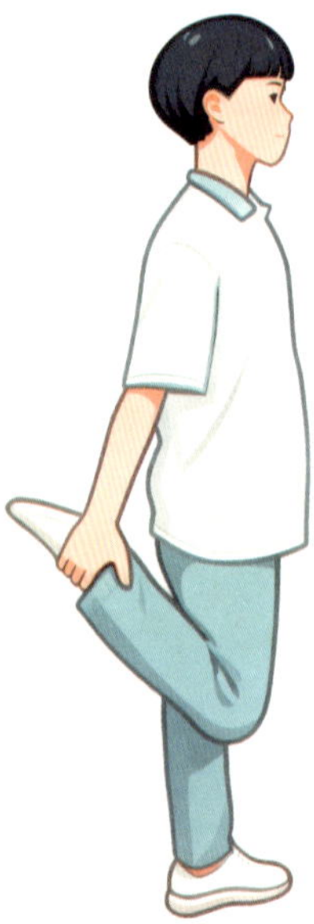

靠墙静蹲：双脚与肩同宽，脚尖朝前，小腿垂直地面，背部、肩部贴墙，上身正直。屈膝屈髋至90°，维持10~20秒后缓慢起身，休息30~60秒后重复3组，每周3次。

注意：下蹲时膝盖不能超过脚尖，不然会加重膝关节的负担；初学者可以先从较短的时间及较小的角度开始，慢慢增加保持的时间以及下蹲的角度。

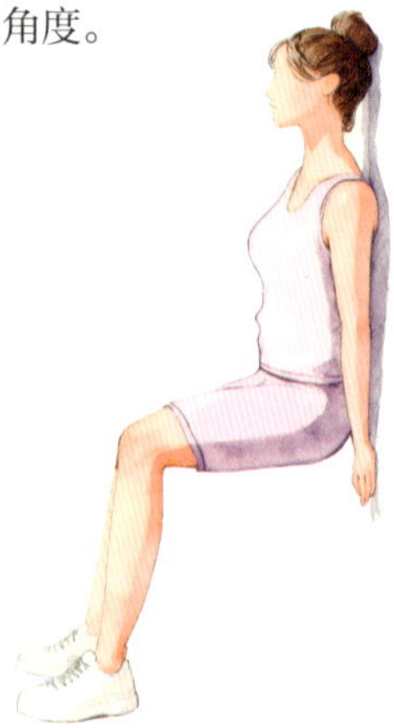

直腿抬高：平躺，双腿伸直放松。将一条腿缓缓抬起，使大腿与地面大约呈30°~45°角，保持2~3秒。慢慢放下，换另一条腿重复上述动作。每组左右腿各10~15次，每日3组。

注意：抬腿时要始终保持腿部伸直，膝盖不能弯曲；初学者可以先从较小的高度和较短的时间开始。

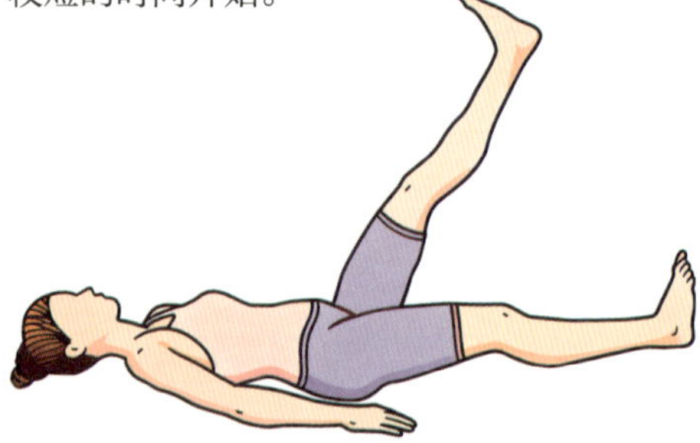

● 小腿后侧肌群训练

提踵踮脚：站立时脚跟离地，缓慢踮起至最高点，稍停1秒后放下，重复10~15次。

◎ 定期检查：早发现早治疗

如果出现膝盖肿胀、疼痛超过2周，或出现卡顿感，或膝关节“打软腿”，有摔倒风险，要及时就医，需排查骨关节炎、风湿等问题，避免延误诊治。

（刘乾亮，唐远军）

脚脖子扭伤后总崴脚？这份『自救指南』请收好

脚脖子（踝关节）扭伤后反复崴脚，其实是韧带损伤未完全恢复、肌肉力量减弱或关节稳定性下降导致的。想要解决问题，需从正确处理急性损伤、科学康复训练、日常预防三方面入手。

◎ 扭伤后，先做好这四步

● 马上刹车

崴脚后立刻停止活动，避免脚部落地走路。可以用拐杖或单脚跳移动，减少脚踝负重防止二次受伤。休息并非完全不动，轻度疼痛可轻微活动脚趾，但避免负重。

● 冰敷消肿

48小时内可以使用冰水混合物敷在脚踝肿痛处，每次15~20分钟，间隔至少1小时，每日不超过4次。别用纯冰块也不要让冰水混合物直接接触皮肤，用薄毛巾包裹，保持皮肤温度在10°~15°。

● 绑弹性绷带

弹性绷带从脚掌向小腿缠绕，适当加压，不勒紧，脚趾不紫为准；过紧或出现麻木、肿胀加剧需及时松开，不会操作可用护踝代替。

● 抬高伤脚

坐下或躺下时，用枕头将双脚抬高至超过心脏水平，帮助消肿，每日多次，每次≥30分钟。注意抬高时膝关节保持自然微曲，避免不适。

划重点：48小时内别热敷、别涂红花油、别揉搓！这些操作都会加重肿胀。

◎ 康复训练：让脚踝“稳”起来

● 亚急性期（72小时后~2周内），训练以不引起疼痛为主

· 勾脚绷脚练力量

坐姿，脚悬空。用力勾脚尖保持5秒，再用力绷脚尖保持5秒，重复10次，每日3组。

· 画圈活动关节

坐姿，抬起伤脚，保持腿部不动，用脚尖在空中画圈，顺时针、逆时针各10圈，帮助恢复关节灵活度。每个方向10圈为1组，每日3组。

恢复期（2周后~3个月内）

疼痛基本消失以后开始训练，以强化肌力和平衡训练为主，逐步恢复运动。

· 单脚站立练平衡

扶墙站立，抬起健康脚，伤脚单独支撑。坚持30秒，逐渐延长到1分钟，每日3组。

进阶版： 闭眼单脚站立，在枕头等软垫上或平衡板上练习，增强脚踝稳定性。

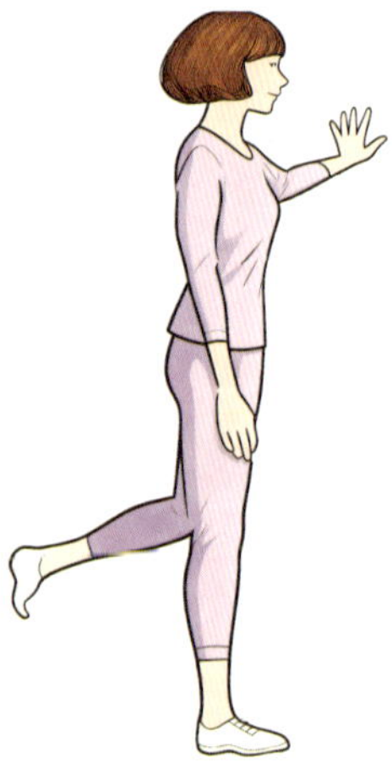

· 提脚跟防再崴

双脚并拢，缓慢抬起脚跟，踮脚尖，再慢慢放下。重复15次，每日2组。

进阶版： 单脚做提踵，或手持哑铃负重，或站在台阶边缘，让脚跟悬空后上下活动。重复15次，每日2组。

◎ 日常预防：别让脚踝“旧伤复发”

1.选对鞋子： 少穿高跟鞋、平底鞋，选择鞋底有弹性、有防滑纹路、鞋帮稍高的运动鞋。

2.运动前充分热身： 跑步、打球前做脚踝绕圈、小腿拉伸等准备动作，提高韧带柔韧性。剧烈运动时佩戴护踝，限制关节过度活动。

3.及时就医： 扭伤以后若2~3小时内迅速肿胀，或局部畸形，或异常声响，或麻木，或自我处理48~72小时后仍无缓解甚至加重的。越早科学干预，恢复效果越好。

（刘乾亮）

脚底疼痛预警

脚底不同区域的疼痛可能与身体器官功能状态相关，正确解读脚底信号，避免过度联想和误判。

◎ 脚底反射区：科学还是玄学

反射区理论来源

源自20世纪“足底反射疗法”，认为脚底分布着对应全身器官的反射区，但现代医学尚未明确证实其诊断价值。

医学共识：压痛可能反映局部问题，如筋膜炎，而非直接对应内脏疾病。

需警惕的两种误区

盲目自诊： 将脚底压痛等同于“肝癌”“胃癌”等严重疾病。

延误就医： 依赖按摩缓解压痛，忽视真实病症。

◎ 脚底疼痛常见的原因

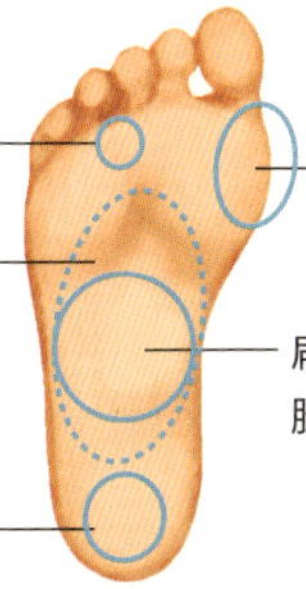

疾病名称	主要疼痛位置	疼痛性质与特点	诱发缓解因素	常见伴随症状
跖筋膜炎	足跟底部、足底内侧靠近足跟处	钝痛、酸胀痛，晨起或久坐后起身第一步最剧烈	久坐、久卧后起身、硬地行走加重；活动10~15分钟暂缓，久走再次加剧	足底紧绷，按压足跟内侧或足底筋膜压痛明显
跖间神经瘤	足底前掌，多在第3、4跖骨间隙	烧灼样或针刺样痛，可放射至脚趾，偶伴麻木	穿窄头鞋或高跟鞋、前掌受力，如上楼梯加重；脱鞋休息或按压痛点稍缓	前掌局部压痛，少数可摸及米粒大小硬结
跟骨骨刺	足跟底部	刺痛、锐痛，晨起第一步或久坐后起身突发疼痛	硬地站立或行走、负重加重；缓慢活动后减轻，过度活动后又加重	足跟底部固定压痛，严重时足跟轻微肿胀
脂肪垫炎	足跟正下方	钝痛、胀痛，呈“踩硬物感”，无明显放射痛	站立、行走越久越重，休息后快速缓解；穿薄底鞋或硬地行走症状更明显	足跟正下方压痛，无红肿，少数慢性期轻微增厚
痛风	多在大脚趾第1跖趾关节	突发撕裂样或刀割样剧痛，夜间或凌晨加重	饮酒、吃海鲜、动物内脏等高嘌呤食物后诱发；冷敷可暂时缓解，热敷或活动后加重	疼痛部位红肿、发热，按压剧痛，可能伴血尿酸升高
拇外翻	大脚趾第1跖趾关节内侧	胀痛、挤压痛，随畸形加重加剧	穿窄头鞋、高跟鞋挤压加重；脱鞋休息 或穿宽松鞋减轻	大脚趾外倾畸形，关节内侧骨赘突出，可能伴红肿
扁平足	足底内侧	酸胀痛、疲劳痛，无明显尖锐痛	久站或行走，尤其快走、跑跳加重；休息 或抬高下肢缓解	站立时足弓消失、足底贴地，步态可能偏“外八字”，久走后小腿肌肉紧张
胫后肌腱炎	足底内侧	酸痛、牵拉痛，发力时感无力	穿袜子时勾脚、踮脚尖、长时间走路时加重；休息、放松足部后缓解	内踝下方至足底内侧压痛，严重时足弓塌陷

小结：

若疼痛以“晨起、久坐后突发刺痛”为主，优先考虑跟骨骨刺、跖筋膜炎。

若疼痛集中在前掌、伴放射痛、麻木，需警惕跖间神经瘤。

若大脚趾关节突然红肿剧痛，尤其有高嘌呤饮食史，需排查痛风。

若足底无固定痛点、伴足弓消失，多为扁平足或胫后肌腱炎。胫后肌腱炎还常伴内踝下方疼痛。

◎ 四个需要就医的警示信号

1.特定形态疼痛：针扎样疼痛伴脚趾麻木，需排查糖尿病周围神经病变。

2.不对称肿胀： 单侧足跟肿胀伴压痛，警惕跟腱炎或应力性骨折。

3.皮肤改变： 若足底硬结并伴压痛，可能为病毒疣或老茧。

4.全身症状关联： 90%脚底压痛源于局部力学问题，少数与系统性疾病相关，故疼痛先考虑局部病变，再考虑全身因素。若脚痛伴有关节红肿，需查痛风或类风湿关节炎。

◎ 日常护脚原则

● 控制体重

超重会增加足底负担，减轻体重，可降低足底筋膜损伤风险。

● 选择合适鞋子

优先选择鞋底柔软、足弓支撑的鞋子，避免高跟鞋或前掌过窄的鞋子。

长期站立或运动时，建议使用软底有吸震功能的运动鞋或定制矫形鞋垫，分散足底压力。

使用矫正鞋垫或支撑工具：定制矫正鞋垫可纠正扁平足、高弓足等足部结构异常，分散足底压力。矫正鞋垫能根据个人足型提供精准支撑。

足部不适类型	鞋款类型	核心选鞋要点	推荐鞋类
脚跟疼	软底鞋	1.足跟有缓震，足弓有支撑； 2.鞋底柔韧有弹性	缓震鞋
前掌疼	前掌气垫鞋	1.脚掌位置有弹性层； 2.鞋头比脚宽5mm	专业跑步鞋
脚趾挤	方头鞋	1.鞋头又高又宽； 2.内侧有记忆棉护垫	老人健步鞋

● 如何判断足弓支持好不好

穿上鞋站立可明显感受到足弓部位有向上的承托力，没有塌陷或者悬空，足底压力减轻，步行时足弓无快速疲劳、酸痛感，步伐稳定不摇晃。

· 调整生活习惯

避免长时间站立或行走，每隔1小时活动脚踝和足趾，促进血液循环。

久坐后起身前先做足底拉伸，减少晨起第一步的疼痛风险。

· 每天 5 分钟护脚操

踩冰瓶子： 冷冻矿泉水瓶脚底滚动3分钟，急性期消炎镇痛。

脚趾抓毛巾： 用脚趾抓起毛巾10次，强化足弓。

楼梯拉伸： 前脚掌悬空站台阶，慢慢压脚跟，放松筋膜。

脚底是健康的“晴雨表”，但非“诊断仪”。科学护脚需做到：重视异常信号、理性看待反射理论、及时专业评估。

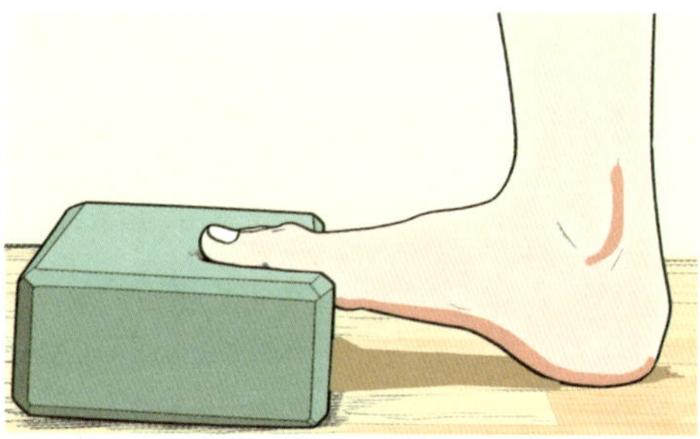

（唐远军）

根据全球流行病学调查，约有20%~30%成人存在扁平足，亚洲人群多于欧美，女性发病率是男性2倍。扁平足不仅是足部问题，更是生物力学多米诺骨牌倒塌的起点：足弓塌陷→跟骨外翻→胫骨内旋→股骨内收→骨盆前倾→腰椎代偿→颈椎前伸。《骨科与运动物理治疗杂志》显示，52%的慢性腰痛患者、38%的青少年特发性脊柱侧弯患者存在扁平足，可见它是诱发疼痛、脊柱问题的重要因素！

◎ 什么时期容易产生扁平足

0~3岁婴幼儿多为生理性扁平足，足弓于2~6岁快速发育，6岁未形成则属病理状态，成年人40~60岁多因胫后肌腱退化出现扁平足。

◎ 什么原因引起了扁平足

1. 先天发育不良：研究报道，基因突变可致拇外翻、足部韧带松弛，引发足部力学失衡；父母双方均为扁平足时，孩子遗传概率45~57%，仅一方时为21~24%。

2. 后天因素影响：

鞋履革命：足印化石显示，2000年前罗马凉鞋穿用者足弓比现代人高15%，硬底鞋、鞋码不合等错误穿鞋习惯会致足部肌肉萎缩，增加扁平足风险。

城市道路：混凝土路面减少足底触觉反馈，抑制足弓动态调节能力。

不良生活习惯：中老年人群因缺乏足部锻炼、体重增加、长期站立、穿高跟鞋及W型坐姿等不良姿态，足弓逐渐低平，形成获得性扁平足。

年龄：60 岁以上人群因足部肌肉萎缩、韧带弹性下降、关节稳定性减弱，可能加速足弓塌陷。

◎ 哪些表现要怀疑扁平足

1. 足底呈扁平状：从内侧面观足跟与前脚掌在一条线上，无正常足弓弧度，部分患者伴足跟外翻、膝内扣。

2. 行走时的疼痛：行走时足底内侧、足跟或足弓痛，长时间行走或站立后加剧，休息可缓解。

3. 更易足部疲劳：短距离行走即感足部酸胀乏力，运动能力下降，跑步、跳跃时更明显。

4. 步态异常：步态可能发生改变，如内八字步态，行走时足尖向内、步小不稳。长期易致膝、髋关节受力不均，引发其他关节问题。

5. 扁平足的自测小方法：

足印法：脚底涂颜料踩纸，正常足前掌与后跟印痕断开；扁平足内侧几乎全接触地面，足弓凹陷小或者无，足跟与脚掌间印痕越宽，足弓塌陷越重。

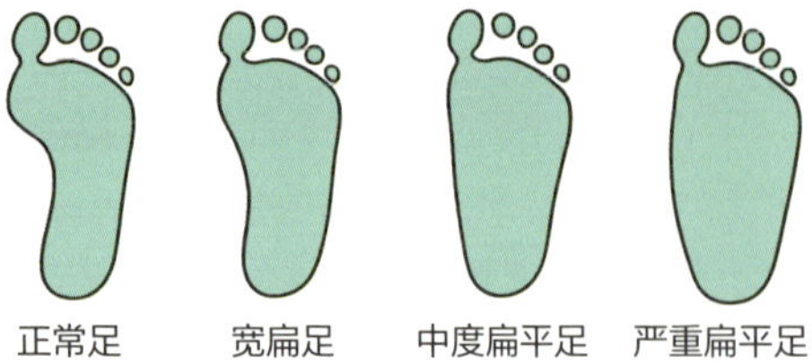

鞋子检查法：扁平足者鞋底内侧尤其足跟区磨损更多；高足弓则磨损在鞋底外侧。

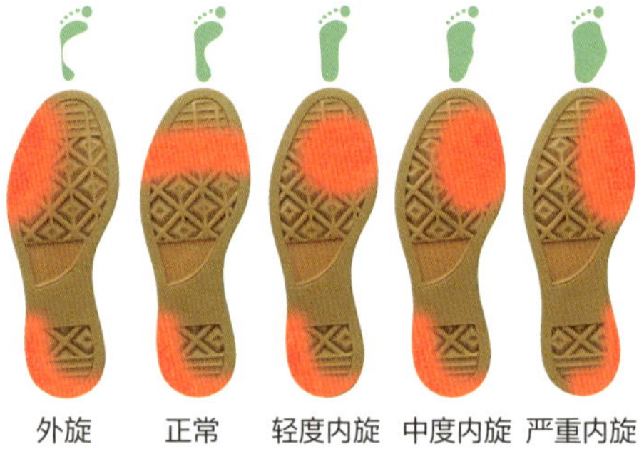

◎ 扁平足分为哪些类型

1. 刚性扁平足：站立位、坐位和非负重状态均是低足弓，是由于骨骼发育异常引起的，矫正的可能性较小。

2. 功能性扁平足：非负重时足弓不低，多见于儿童和青少年，可矫正改善。

3. 获得性扁平足：多是由创伤或疾病引起胫后肌腱病变，轻度者可矫正改善。

◎ 扁平足需要治疗吗

1. 无症状平足：不影响日常、运动的平足无需处理。

2. 儿童干预：4~6岁儿童足弓塌陷，家长无需担心，可通过足弓垫、穿宽松软底鞋初步干预；8岁以上足弓仍无改善，可考虑手术。

3. 需治疗情况：长时间行走或站立后，出现踝痛、足踝肿胀、影响行走等不适，需治疗。

4. 治疗效果与手术：保守治疗多能改善足弓不良症状；平足症后期若出现前后足严重畸形且影响日常，需依情况制定肌腱转位、截骨矫形、关节融合等手术方案。

◎ 扁平足如何锻炼

1. 放松足底筋膜：站位或者坐位，足底放筋膜球，前后、左右滚动，压痛点多滚或深压，两侧各3~5次。

2. 站姿足内翻：光脚或穿薄底鞋站立，脚与肩同宽，核心收紧、脚趾抓地，脚跟不动，脚底缓慢内翻，脚掌向中线，再回位，3~4组，每组10~15次。

3. 脚趾抓纸巾：坐位挺直，脚与肩同宽，足底铺毛巾或弹力带，足底发力，脚趾用力抓，10~15次/组，共3~5组。

4. 提踵：这是最安全、最基本的方法。双脚并拢站立，前脚掌站阶梯，后脚悬空，扶支撑，先踮脚尖到最大角度，再缓慢放低后脚，感受小腿拉伸，保持5~10秒，3~5组；可双手负重加难度。

5. 提踵向侧方行走：踮脚尖，膝盖微弯、稳定核心，缓慢向前迈步，再踮脚向侧方小步走，避免晃动，3~4组，每组20次。

6. 提踵深蹲：光脚或穿薄底鞋站立，脚与肩同宽，踮脚缓慢下蹲至大腿近平行地面，上身挺直、稳定核心、脚跟不落地，下蹲吸气、起立时呼气，3~4组，每组10~15次。

扫码观看
提踵深蹲

划重点：足部肌肉力量的羸弱是引起扁平足的主要原因，矫正鞋垫虽好，但不可过度依赖外部支撑，这可能弱化足部肌肉，应先尝试足部训练。婴幼儿别急着穿鞋，光脚爬行和走路更能刺激足弓发育。若高度怀疑自己有扁平足，建议去公立医院康复科或骨科进行相关检查。

（黄露霈）

穿高跟鞋会让脚变形吗

每天穿高跟鞋，会不会变成“大脚骨”？今天我们就来探讨高跟鞋对女性健康的影响。

◎ 认识踇外翻：脚上的“悄悄变形”

很多人第一次发现踇外翻，都是看到大脚趾旁边鼓起了一个“小包”。原本笔直的大脚趾，慢慢朝着小脚趾的方向倾斜，严重时甚至会把旁边的脚趾挤得“叠罗汉”。其实这就是踇外翻的典型表现——医学上把大脚趾和脚掌第一根骨头之间的角度超过15°，就叫做踇外翻。

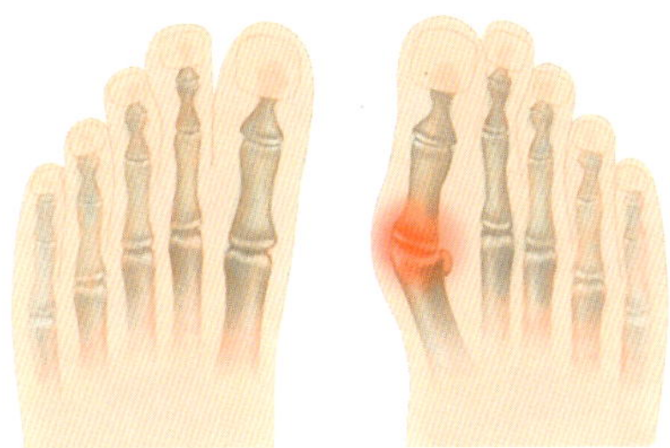

正常　　踇外翻

别小看这个“小包”，它可能带来这些麻烦：

走路疼：尤其是穿紧鞋或走久了，大脚趾根部会隐隐作痛。

长老茧：凸起的地方皮肤越磨越厚，甚至长出硬茧。

走不动：脚特别容易累，站一会儿就想坐下。

脚趾变形：其他脚趾可能被挤成“锤子样”，弯得再也伸不直，更严重的是，它还可能“牵一发而动全身”：脚型变了会影响走路姿势，时间长了膝盖、髋关节甚至腰都会跟着疼。就像房子的地基歪了，整栋楼都会摇晃一样。

◎ 高跟鞋：美丽背后的“足部陷阱”

“我每天穿高跟鞋，是不是肯定会得大脚骨？”这是很多女性最担心的问题。

● 高跟鞋如何“挤歪”你的脚趾

人的脚就像一座精密的小房子：脚掌的骨头是“地基”，脚底的韧带和肌肉是“钢筋”，共同撑住身体的重量。当穿上3厘米以上的高跟鞋，身体重心会往前倾，前脚掌就像突然压了块大石头：

脚趾被挤成“粽子”：尖头鞋的鞋头又窄又尖，就像给脚趾戴了个小笼子，大脚趾只能往旁边歪。

关节被压变形：鞋跟越高，前脚掌压力越大，连接大脚趾的关节会慢慢错位，韧带也会被拉松。

足弓“罢工”：长期穿高跟鞋，脚底肌肉会变弱，足弓撑不住，脚就像没了弹性的运动鞋，越走越歪。

穿高跟鞋一定会得踇外翻吗

当然不是！高跟鞋更像是“帮凶”，真正的“主谋”因人而异。如果你有这些情况，风险会更高。

遗传因素：家里有人有大脚骨；

天生脚型不好：比如扁平足、脚弓太高；

从小就穿不合适的鞋：比如儿童时期穿大人鞋。

其实不光是高跟鞋，长期穿太软、太宽松的鞋也不好——就像盖房子不用钢筋，地基容易歪。相反，运动鞋或有足弓支撑的鞋，反而能帮脚“站得更稳”。

◎ 遗传因素：家族里的“大脚骨密码”

很多人发现，妈妈有大脚骨，女儿往往也会有，这是怎么回事？拇外翻虽然不是遗传病，但确实和遗传有千丝万缕的联系。

这些“脚型特点”可能会遗传

天生脚结构不好：比如脚掌的骨头比别人长，或者关节天生比较松，这些都可能从父母那里“继承”。

家族史很重要：如果爸爸妈妈有大脚骨，孩子得病的概率会显著增加。

女性更容易中招：女性发病率远高于男性，可能和雌激素让韧带更松弛有关，而这种体质也可能受遗传影响。

遗传+环境=发病“双保险”

就算家里有人有大脚骨，也不代表一定会发病。举个例子：同样有遗传倾向的两个女孩，一个从小穿宽松的鞋，经常锻炼脚；另一个天天穿尖头高跟鞋，从不护理脚。前者可能一辈子都不得病，后者可能20多岁就出现症状了。所以说，遗传像是埋下了“种子”，而不合适的鞋就是“浇水施肥”，让种子生根发芽。

◎ 这些误区，你中招了吗

误区1：大脚骨是“老人病”

真相：现在很多20多岁的年轻女孩都有大脚骨，尤其是经常穿高跟鞋、尖头鞋的人。早发现早调整，才能避免以后更严重。

误区2：矫正器能彻底治好大脚骨

真相：如果骨头已经明显变形，矫正器只能缓解疼痛、不让情况变糟，并不能让骨头回到原来的位置。就像树苗歪了，小时候用支架能扶直，长大了就只能砍了重栽，所以严重时需要手术。

误区3：不疼就不用管

真相：大脚骨就像“温水煮青蛙”，一开始可能只是不好看，但时间长了可能出现关节炎，到时候疼起来连路都走不了。发现脚型不对，哪怕不疼也要及时调整。

◎ 护脚指南：从今天开始的“足部保养”

预防和改善踇外翻并不难，关键在日常

生活的小细节里。

选鞋：给脚找个“舒适的家”

鞋头要宽： 买鞋时看鞋头，要能让脚趾自然伸直，留1厘米左右的空隙，像给脚趾留个“呼吸空间”。

鞋跟要低： 日常尽量选3~5厘米的鞋跟，跳舞或特殊场合再穿高跟鞋，而且别连续穿超过3小时。

材质要软： 避免硬邦邦的皮鞋，选柔软或透气材质的。

下午脚会稍微肿胀，这时候买鞋更不容易买小；试鞋时一定要两只脚都穿，来回走几步试试。

脚部锻炼：给脚“练肌肉”

就像身体其他部位需要锻炼一样，脚也需要“健身”来变强：

脚趾抓毛巾： 坐在椅子上，把毛巾铺在地上，用脚趾把毛巾慢慢抓过来，每天3组，每组10次，每周3次，增强脚底肌肉。

分趾训练： 把橡皮筋套在两个大脚趾上，轻轻向两边拉，保持5秒再放松，每天做20次，每周3次，帮助大脚趾回到正确位置。

踩球放松： 光脚踩在网球或高尔夫球上，前后左右滚动，每次2分钟，每周5次，就像给脚底做按摩。

生活习惯：从小事保护脚

控制体重： 体重太重，脚就像每天背着沙袋走路，负担会加重。BMI最好控制在24以下。

好好走路： 改掉“外八字”或“内八字”的习惯，走路时让脚跟先着地，再慢慢过渡到脚尖。

定期检查： 如果家里有人有大脚骨，建议每年让医生看看脚，尤其是青春期的女孩，别过早穿高跟鞋。

矫形工具：辅助改善的好帮手

分趾垫： 白天穿宽鞋时可以垫在脚趾间，晚上睡觉也可以用专门的分趾袜，把大脚趾和其他脚趾分开。

矫正鞋垫： 有足弓支撑的鞋垫，能帮助脚恢复正确的受力姿势，缓解疲劳。

（刘乾亮）

第五章

风湿病养护

阴雨天关节隐痛、换季僵硬，风湿病藏着不少养护误区。

哪些是风湿信号？用药、四季护关节该怎么做？

这份指南拆解病因与日常调理，

帮你读懂炎症预警，

用简单方式守护关节灵活。

阴雨天关节痛是风湿病吗

◎ 阴雨天关节痛源自三种疾病

每到阴雨天，膝盖、手指就开始隐隐作痛——这种现象在中老年人群中尤为常见。大部分天气痛源自以下三种情况。

● 骨关节炎：中老年人的关节老化病

发病机制：关节软骨随年龄磨损变薄，失去缓冲作用，天气变化时关节腔内压力改变，刺激神经引发疼痛。

典型人群：50岁以上人群，尤其是肥胖者、重体力劳动者或曾有关节外伤史者。

● 旧伤后遗症：疤痕组织的气压敏感症

原理：曾经骨折、扭伤或手术部位的疤痕组织，对气压变化比正常组织更敏感。例如，阴雨天气压下降时，疤痕周围的神经末梢会因张力改变而报警。

常见场景：年轻时崴过的脚踝、骨折过的手腕，每到变天就提醒你当年的伤痛。

● 类风湿关节炎：天气影响≠主因

误区澄清：虽然部分患者感觉雨天症状加重，但研究表明，气候因素对类风湿关节炎的影响仅占10%~15%，核心病因仍是自身免疫系统异常攻击关节。

关键区别：类风湿关节炎的典型表现是对称性关节肿痛（如双手腕、手指同时发病），伴晨僵超1小时，与单纯天气导致的疼痛有明显差异。

◎ 为什么湿冷天气会有关节痛

科学界对天气痛的机制尚无定论，但以下三个理论最受认可。

● 气压挤痛关节

阴雨天气压降低，关节内的滑液和周围组织就像被抽走了支撑力，原本有损伤的关节（如骨关节炎患者）内部压力相对增高，刺激痛觉神经。打个比方：就像给气球放气后，用手捏气球会感觉更软、更易压疼。

● 湿度让关节泡肿

高湿度环境中，关节周围的肌肉、韧带会像海绵一样吸收水分，轻微肿胀后压迫神经。这就是为什么雨天常感觉关节发僵、发沉，就像手指泡水久了会皱缩一样。

● 低温让关节变涩

温度下降时，关节滑液的黏度会增加，类似蜂蜜遇冷变稠，导致关节活动阻力增大，活动时摩擦加剧，引发疼痛。

◎ 如何判断是否需要就医

● 无需过度担心的情况

单一关节疼痛，不伴随肿胀、晨僵。

疼痛随天气好转而缓解。

中老年人单纯膝关节“天气预报”。

● 建议尽早到风湿免疫科就诊的情况

年轻人群（<40岁）出现关节痛。

多关节疼痛（≥3个）或对称性疼痛、肿胀。

疼痛持续2周以上且影响日常生活。

关节痛伴随早晨起床后关节僵硬感持续半小时以上，活动后才逐渐缓解。

关节痛伴疲劳、低烧、体重不明原因下降等全身症状。

划重点：关节痛的病因复杂，即使是天气痛，也可能是骨关节炎的早期信号。科学的做法是：记录疼痛部位、持续时间及伴随症状，及时咨询医生，避免用风湿一词简单归类，错过早期干预时机。

（唐远军）

什么是风湿病？如何区分风湿性关节炎和类风湿关节炎

◎ 风湿病是“家族名”，风湿性关节炎、类风湿关节炎都是“家族成员”

风湿病是一类累及关节、肌肉、结缔组织的疾病，以关节、肌肉疼痛为主要表现，还可能攻击内脏器官的慢性疾病，目前已发现100多种疾病，常见的如下。

骨关节炎：主要表现为关节疼痛、肿胀、活动不利，是一种关节老化性疾病。

类风湿关节炎（RA）：表现为手指、手腕等小关节对称性肿痛，晨僵明显，晚期可能关节变形，是风湿病家族中最具破坏性的“成员”之一，属于慢性自身免疫性疾病。简单说，就是免疫系统错误攻击关节滑膜，导致持续炎症和不可逆损伤。

风湿性关节炎：由链球菌感染引发的炎性疾病，是风湿热的常见症状，表现为多个关节之间游走性的红肿热痛。

强直性脊柱炎：青年男性多见，表现为腰背痛、脊柱僵硬，严重时可能驼背。

系统性红斑狼疮：育龄女性高发，可出现面部蝶形红斑、脱发、蛋白尿等多器官损伤。

所以，类风湿关节炎是风湿病，但风湿病不仅仅是类风湿关节炎。

◎ 风湿性关节炎、类风湿关节炎症状比较

看年龄、关节、全身表现，轻松辨差异，详细对比如下表。

疾病名称	发病年龄	关节部位	主要特点	累及器官
风湿性关节炎	9~17岁左右，男女比例差不多	大关节（膝、肘等）	游走性关节痛、红肿热痛、肌肉疼痛。较少造成永久性关节损伤	心肌炎、心力衰竭、风湿性心瓣膜病
类风湿关节炎	40~60岁，女性多于男性	对称性小关节（手指、手腕、足趾）	晨僵持续超过0.5小时、关节畸形（如“天鹅颈”“纽扣花”畸形）、皮下结节	肺、眼、心血管

自测关键：如果发现小关节对称性肿痛+晨僵超1小时，尤其是女性中年患者，需高度警惕类风湿关节炎。

◎ 出现这些信号，立即就医

无论怀疑哪种疾病，出现以下情况请48小时内就诊：

1. 关节肿痛+发热（体温＞38℃）。
2. 胸闷、心慌。
3. 手指肿胀呈腊肠样，或无法握拳。
4. 眼痛、视力模糊。

优先挂风湿免疫科，初次就诊前注意：

1. 空腹采血，查肝肾功能、免疫指标。
2. 记录疼痛部位、晨僵时间、家族病史。
3. 携带近期X光片或超声报告。

划重点：“风湿”“类风湿”一字之差，治疗天差地别：风湿性关节炎和类风湿关节炎，一个可能“伤心脏”，一个必定“毁关节”，但两者都遵循同一个黄金法则：早诊断1年，少受10年罪。关节痛不是小问题，尤其是女性、有家族史或伴随全身症状者，及时排查才能避免悲剧。

（黄露霈）

风湿病真的治不好吗

提到风湿病，很多人会陷入“终身吃药”“副作用大”的恐惧。其实，随着医学进步，风湿病的治疗早已从“被动止痛”转向“主动控制”。

◎ 风湿病真的治不好吗

风湿病是涵盖100多种疾病的庞大家族，不同类型疾病的治疗目标差异巨大，不能简单说能治愈还是不能治愈。

● 可临床控制型

类风湿关节炎、强直性脊柱炎等自身免疫性疾病，虽然目前无法彻底“断根”，但通过规范应用抗风湿类药物等进行治疗，可以显著缓解症状，延缓关节破坏，使患者长期维持正常生活。

● 可治愈型

由细菌或病毒引起的感染性关节炎，在抗感染治疗后可能完全康复。

首次发作的急性痛风性关节炎通过降尿酸治疗和生活方式调整，可以减少发作甚至不再复发。

● 症状管理型

骨关节炎这类“关节老化病”，通过氨基葡萄糖修复软骨、运动强化肌肉，可减轻疼痛、延缓关节退化。

◎ 长期吃药伤胃？科学用药能规避风险

风湿病常用的三类药物确实存在胃肠道风险，但现代医学已有成熟应对方案。

● 药物选择优化

优先使用特异性COX-2抑制剂，如塞来昔布，其胃肠道风险较非特异性COX抑制剂降低50%左右。

甲氨蝶呤采用每周1次的脉冲疗法，比每日服用显著降低胃肠道反应。

● 联合护胃策略

长期用激素者，医生会开具奥美拉唑等药物，形成胃黏膜“保护膜”。

服用非甾体抗炎药时，可搭配铝碳酸镁咀嚼片，中和胃酸效果立竿见影。

● 用药细节把控

所有药物均需餐后30分钟服用，避免空腹刺激。

甲氨蝶呤使用者常规补充叶酸，可显著减轻恶心症状。

● 定期监测

每3个月检查血常规、肝肾功能，高危人群每半年做1次胃镜。

出现黑便、持续胃痛时，立即停用可疑药物并就医。

◎ 科学管理：比药物更重要的“隐形治疗”

● 坚持规范治疗，不要自行停药或换药，以免病情反复或加重

选择健康的生活方式：

适度低冲击运动，如游泳、瑜伽，增强关节稳定性。

痛风患者：均衡饮食，每日嘌呤摄入小于200毫克，坚决避免动物内脏、浓肉汤。

冬季佩戴护膝保暖，使关节温度保持在28℃以上，比裸露关节局部温度高5℃。

夏季避免空调直吹，使用除湿机控制室内湿度在50%~60%。

● 定期复诊

风湿病患者的复诊不只是开药，更是调整治疗策略的关键。

初治阶段每月复诊，监测药物副作用；稳定期每3个月复诊，调整治疗方案。

复诊前记录关节疼痛评分（0~10分）、晨僵时间、用药反应，提高就诊效率。

风湿病并非“绝症”，通过规范治疗和科学管理，多数患者可回归正常生活。

（唐远军，刘乾亮）

◎ 为什么会得风湿病？遗传、环境、激素三重夹击

目前医学界尚未完全破解风湿病的病因，但已知以下因素起关键作用。

1. 遗传：基因让部分人更易中招。但并不是家里有人患病，子孙就一定会患病。

2. 外因导火索：这些因素可能诱发疾病。

感染：EB病毒、链球菌等病原体的伪装术很强，可能让免疫系统误判为自身敌人，引发攻击。

肠道菌群紊乱：肠道里“坏”细菌过多，可能释放炎症因子，诱发全身免疫异常。

化学物质与紫外线：紫外线可能唤醒红斑狼疮患者体内的自毁程序，化工原料、吸烟也可能增加风险。

3. 性别与激素推手：女性更需警惕。女性患风湿病的概率普遍高于男性，尤其是红斑狼疮，女性占90%。这可能与雌激素激活免疫细胞、促进抗体产生有关，而男性体内的雄激素有一定抗炎作用。

◎ 风湿病有遗传风险，但不等于一定会遗传

许多人担心家里老人有风湿病，自己或孩子会中招。首先需要明确，风湿类疾病不是典型的遗传病，但部分类型存在遗传易感性。

强直性脊柱炎：如果父母携带HLA-B27基因，孩子遗传该基因的概率约50%，而携带该基因者患病风险比普通人高10~20倍以上；

系统性红斑狼疮：一级亲属的患病率为5%~12%；

类风湿关节炎：父母患病，子女的患病率为3%~5%。

遗传只是提升了患病概率，不等于一定会发病！是否患病还取决于环境、生活方式等因素。

◎ 家庭养护计划

● 从吃开始

合理的饮食可辅助减轻炎症、改善症状或减少疾病发作风险。

· 多吃抗炎食物

深海鱼、亚麻籽、核桃：富含ω-3脂肪酸，辅助减轻关节炎症。

猕猴桃、柑橘类、蓝莓、菠菜、西兰花、坚果：维生素C+维生素E，抗氧化护关节。

绿茶、姜黄：茶多酚和姜黄素，抑制炎症因子。

发酵食品：如酸奶、纳豆等，可能通过益生菌调节肠道菌群间接影响免疫。

· 少吃促炎食物

奶茶、蛋糕：精制糖会让身体慢性发炎。

炸鸡、油条：反式脂肪升高炎症指标。

过量酒精、加工肉：增加肠道菌群紊乱风险。

· 补够维生素 D

每天400~800国际单位，降低自身免疫病风险。

服用激素的患者还需注意补钙，肾功能受损者需限制动物内脏、浓汤等高嘌呤食物。

饮食不能替代治疗：即使是“抗炎食物”，其作用也远弱于药物，切勿因盲目依赖饮食而停用规范治疗，以免加重病情。

动起来：选对运动护关节

· 推荐低冲击运动

游泳：水的浮力减轻关节压力，每周3~5次，每次30分钟。

瑜伽、太极：拉伸关节肌肉，改善僵硬，每天10~15分钟。

弹力带训练：用0.5~2千克小哑铃或弹力带练肌肉，增强关节稳定性，每周2~3次。

· 避免伤关节的运动

快跑、跳绳、爬山：加重膝盖负担。

篮球、搏击等对抗性运动：易引发急性损伤。

关节急性肿痛时，暂停运动，改为冰敷。

· 针对性训练

强直性脊柱炎患者：推荐猫牛式伸展、仰卧抱膝滚动，呼吸配合扩胸运动。

风湿性关节炎患者：握力球训练、手指屈伸操，维持手部灵活性。每日1~2次，每次10~15分钟。

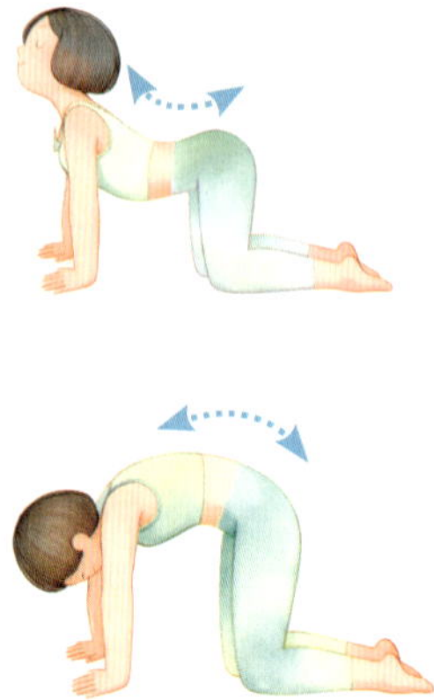

猫牛式伸展

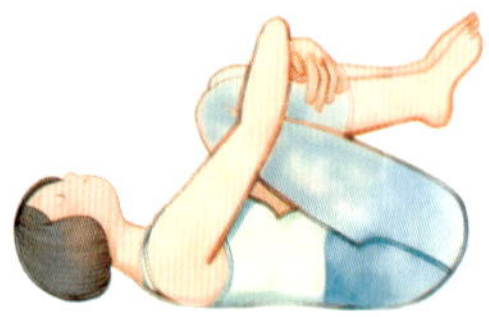

仰卧抱膝滚动

环境管理：安全舒适的环境护关节

· 温度与湿度

室内保持20~24℃，冬季用暖水袋敷关节，注意别直接贴皮肤；夏季空调不低于26℃，避免直吹。

湿度控制在40%~60%，梅雨季用除湿机，浴室装排风扇。

· 家居细节

防滑地板+扶手：马桶旁、淋浴间装扶手，避免摔倒。

家具高度刚刚好：椅子高度以膝盖弯曲90°为宜，减少起身时关节用力。

调心态、防感染：免疫力稳才是关键

· 别让压力拖垮免疫力

长期焦虑、熬夜会让免疫细胞乱套，所

以需保证7~8小时睡眠和寻找其他帮助自己降低焦虑的方法。

· 防感染三步曲

流感季戴口罩，勤洗手，避免接触感冒人群。

咽炎、扁桃体炎及时治疗，别让细菌感染引发风湿热。

肠道健康很重要：多吃膳食纤维，维持肠道菌群平衡。

类别	食物	不溶性膳食纤维含量（每100克可食部）	主要特点
全谷物与杂豆类	燕麦	6克	含β-葡聚糖（可溶性纤维），可辅助调节胆固醇
	青大豆	12.6克	纤维丰富，促进肠道蠕动
	黑大豆	10.2克	兼顾纤维与优质蛋白，有助于调节血糖
	糙米	3.4克	保留麸皮和胚芽，纤维及营养素更完整
蔬菜类	菠菜	1.7克	富含膳食纤维及铁元素，适合日常搭配
	鲜平菇	2.3克	纤维丰富，同时提供多种矿物质，助力肠道健康
水果类	红富士苹果	2.1克	果胶（可溶性纤维）占比高，适合日常补充
	库尔勒香梨	6.7克	纤维含量突出，口感清甜，适合多数人群
	石榴	4.9克	纤维与抗氧化物质结合，营养全面
坚果与种子	核桃干	9.5克	纤维与健康脂肪结合
	大杏仁	18.5克	纤维与蛋白质搭配，适合作为健康零食
特殊高纤维食物	魔芋精粉	74.4克	纤维占比极高，热量极低，少量即可满足每日部分纤维需求

◎ 预防比治疗更重要

风湿类疾病虽然复杂，但遗传基因不是判决书，后天养护能大大降低发病概率。如果你家里有风湿病家族史，就要更注重健康管理，每一个小改变都可能帮你远离疾病。

（黄露霈，刘乾亮）

◎ 不当“粽子人”：重点保护关节即可，要温度，也要舒适

● 护具比厚衣服更管用

厚衣服裹太紧反而容易压迫关节，影响血液循环。给疼痛的膝盖、手腕、脚踝戴上护膝、护腕或护踝等保暖护具比单纯穿厚衣服更精准保暖。

护膝、护腕、护踝选加绒但不紧绷的，别为了保暖使血脉不通。

● 穿衣有讲究

选羊毛、棉质等透气保暖的材质，避免容易闷汗的化纤类服装。

推荐“洋葱式穿法”：内层棉质莫代尔，吸汗透气不闷热；中层羊毛抓绒服，轻便保暖又舒服；外层羽绒冲锋衣，防风抗寒没问题；穿脱自如多方便，冷热交替随心意。

● 穿鞋子别将就

穿防滑、鞋底柔软的保暖鞋；如果是雪地靴则选大一码避免挤脚趾；鞋底别太薄，否则隔不开地面寒气；鞋底加羊毛鞋垫更暖和。

袜子不要太短，长度最好超过脚踝。

◎ 科学泡脚：非急性期及怕冷的风湿病患者的舒缓之道

● 基础操作

水温40℃左右：先用手肘试试温度，别直接踩进去。糖尿病或末梢神经不灵敏的，对温度变化感知较差，水温太高容易烫伤。

泡15~20分钟：后背微微出汗、脚有点发红就行，别泡半小时以上，避免造成脚部水肿，影响心脏供血，起身还容易头晕。

水位到小腿肚：至少淹没脚踝，从而促进下肢血液循环，让小腿也暖起来。

● 加强版配方

关节冷痛明显：艾叶、生姜各10克煮水兑盆里泡脚，帮助驱寒。

脚部肿胀发僵：泡完脚后擦干，用掌心搓热脚底涌泉穴（脚心凹陷处）3分钟。

如果刚吃完饭、皮肤破溃或类风湿关节炎急性发作期，千万别泡。

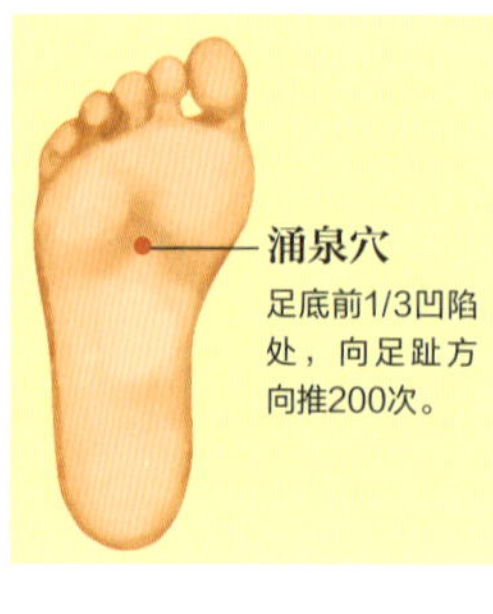

◎ 日常生活的“防痛小细节”

● 冷辐射源要远离

别靠窗坐，别直接坐石凳、金属椅，这样寒气易入侵。

厨房洗碗戴橡胶手套，用温水。冷水和反复握拳动作容易诱发手指僵硬。

● 暖气房内莫贪热

温度保持18~22℃即可，室内温度太高出门时温差太大容易刺激关节，引起疼痛。

开暖气或空调时，放一盆水或开加湿器（湿度50%左右），避免空气干燥引发皮肤瘙痒；电热毯连续使用不超过4小时，避免皮肤干燥。

● 室内运动勤坚持

避免爬山、跳广场舞、暴走、爬楼梯等伤膝盖的方式，推荐太极、散步、床边抬腿（坐于床边，双脚下垂，缓慢抬单侧腿30次，每日2次，左右交替）。

久坐时，每隔1小时活动手指脚趾：像“抓空气”一样缓慢张开再握紧，练习5分钟。

● 阳光补钙又补心

每天上午10点前晒20分钟太阳，让阳光驱走寒邪，促进维生素D合成，缓解关节痛。

阴雨天在家开暖光灯，穿亮色衣服，避免环境阴沉加重抑郁情绪。

对于怕冷、容易感冒的人来说，可以穿着轻薄、透气的衣物晒背，既能吸收阳光的热量，又能起到一定的保暖作用，但要避免背部受凉。

● 家务省力有技巧

用长柄取物夹捡东西，避免频繁弯腰下蹲。

买菜用带轮子的推车，避免手提重物。

● 饮食少辣多汤粥

麻辣火锅等辛辣油腻饮食会加重炎症，建议喝山药排骨汤、小米粥等温补脾胃。

怕冷的人可早餐喝姜枣茶，不去皮生姜10克+红枣5颗，加水500毫升，大火煮沸后转小火煮20~30分钟，煮至汤色呈淡红色。

● 睡眠护腰选好垫

选偏硬的床垫，避免腰部下陷加重关节负担。侧睡时腿部夹个枕头，保持脊柱平直。

睡前用暖水袋隔毛巾敷疼痛关节10分钟，缓解夜间疼痛。但注意防烫伤。

● 社交互动止痛妙

和亲友聊天、做手工，如编织、拼图，分散对疼痛的注意力。

疼痛难忍时别硬扛，和家人倾诉或写日记宣泄情绪。

（刘乾亮）

◎ 类风湿关节炎患者能运动吗

当然能！

许多类风湿关节炎患者因担心关节疼痛加重而不敢运动，其实这是误区！科学合理的运动是保护关节功能的隐形良药，但需遵循三大原则：适度、低冲击、不加重疼痛。

● 运动的四大核心益处

缓解关节僵硬：规律活动可促进血液循环，减轻晨起时的关节僵硬。

强化肌肉支撑：强壮的肌肉能像护具一样稳定关节，减少磨损风险。

守护心肺健康：避免长期静养导致的心肺功能下降，降低并发症风险。

调节情绪状态：运动后分泌的内啡肽，能有效缓解疾病带来的焦虑、抑郁与疼痛。

● 哪些情况需暂停运动

急性发作期：关节出现明显红肿热痛时，以休息和治疗为主。

严重基础问题：合并严重骨质疏松或关节畸形者，需先咨询医生制定运动方案。

◎ 适合类风湿关节炎患者的三类运动方案

选择运动时，优先考虑低冲击、温和可控的类型，避免跑跳、负重等高强度动作。

● 低冲击有氧运动：关节友好型首选

游泳：水中的关节守护者，水的浮力可减轻80%关节负担，尤其适合膝、髋等负重关节。

水温控制在28~32℃，避免冷水刺激诱发炎症；游泳前后可用40℃温水泡手泡脚15分钟。

推荐自由泳、仰泳，避免会加重膝关节压力的蛙泳蹬腿；单次时长不超过45分钟，心率控制在（220－年龄）×60%范围内。

佩戴硅胶泳帽减少颈椎转动，用浮板辅助降低手指受力；运动后及时补充电解质，热敷放松肌肉。

骑自行车：灵活调整的关节友好型运动。

座椅高度调至脚跟踩踏板时腿接近伸直，避免过低（增加膝盖压力）或过高（拉伤韧带）。

严重膝关节炎或体重过大者，建议先从平路骑行开始，避免爬坡。

快走：入门级首选。简单易行，每日30分钟，步速适中，以能轻松交谈为准，适合大多数患者。

● **柔韧性训练：每天5分钟，关节更灵活**

通过温和的拉伸改善关节活动度，推荐以下极简训练。

手指操：缓慢握拳-伸指，每天3组，每组10次，缓解手部僵硬。

腕部绕圈：手腕上下弯曲+左右旋转，每组各方向10次，减轻腕部疼痛。

坐姿膝伸展：坐在椅子上伸直腿，缓慢抬离地面保持5秒，锻炼膝关节周围肌肉。

可根据疼痛部位选择针对性训练，每天坚持，动作幅度循序渐进。

● **力量训练：给关节加装保护罩**

弹力带训练：从低磅数（5~25磅）开始，如脚踝绑弹力带做抬腿练习，每组10~15次，增强大腿肌肉。

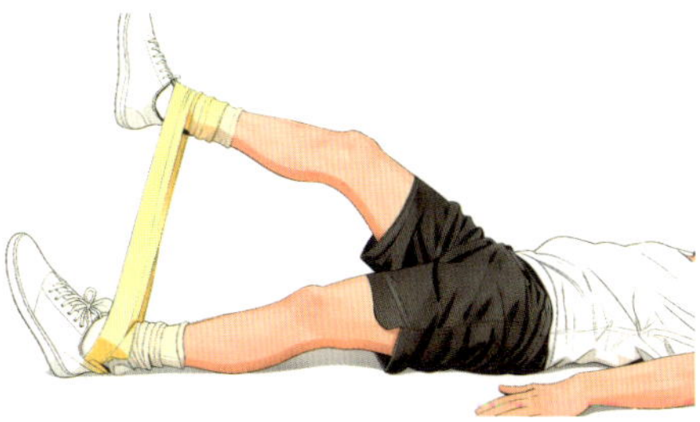

轻量哑铃：从1~2磅开始，可以用矿泉水瓶替代，做肩部前平举、屈肘等动作，提升上肢力量。动作缓慢控制，避免突然发力；每周2~3次，次日无明显酸痛为宜。

◎ 太极拳、八段锦：传统功法的关节友好密码

太极拳和八段锦为何特别适合类风湿关节炎患者？

● **舒缓柔和**

动作匀速缓慢，避免关节急停、扭转，减少冲击。

● **身心协同**

配合呼吸调节，缓解压力的同时提升身体平衡性，降低跌倒风险。

● **针对性强**

如太极拳的云手可锻炼肩肘协调性，八段锦“两手托天理三焦”能改善脊柱灵活性。

初学者务必在专业教练指导下学习，避免错误姿势加重关节负担。

若某个动作引发疼痛，立即调整幅度或跳过，以微汗不喘为度。

◎ 运动安全须知

● **热身必做**

运动前5~10分钟关节活动，如转颈、摆臂、轻踢腿，避免突然发力拉伤。

● **循序渐进**

从每天10分钟开始，每周增加5~10分钟，至每日30分钟左右，以运动后关节不痛为标准。

● **环境优选**

避免寒冷、潮湿场所，选择温暖、通风的室内环境。

● **药动结合**

运动不能替代药物！需坚持规范治疗，定期复查，根据病情调整运动计划。

注意：

1. 疼痛≠损伤：运动后轻微酸胀属正常，若疼痛持续2小时以上，需减少强度或更换项目。

2. 坚持最重要：坚持每周3~5次，3个月以上，才能逐步感受到关节功能改善。

3. 灵活调整：根据当天状态动态调整，如晨僵明显时，先做热敷再进行轻柔拉伸。

划重点：类风湿关节炎并非运动禁区，相反，科学锻炼是延缓病情、提升生活质量的关键。无论是水中畅游、陆上拉伸，还是传统功法的身心调和，找到适合自己的方式并长期坚持，就能让关节在运动中重获活力。

（唐远军，刘乾亮）